脏腑推拿

一点通

王金贵　主编

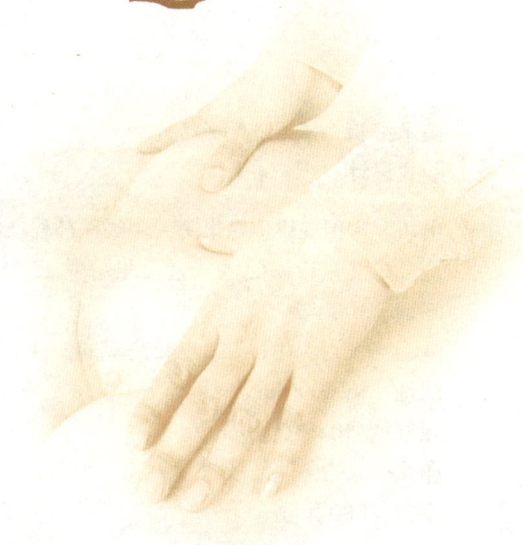

中国健康传媒集团

中国医药科技出版社

内 容 提 要

脏腑推拿是在中医理论指导下运用推拿手法调理脏腑、防治疾病的一种疗法，历史悠久，临床疗效显著。本书共分为9章，简述脏腑推拿基础理论，总结临床常用技法，列举常见病症脏腑推拿治疗方案，又以节气为纲介绍养生宜忌及自我推拿方法，并附以日常养生锻炼功法。书中配有大量真人影像资料对脏腑推拿手法及养生功法进行示范和说明，有助于读者快速上手，按图索骥，具有突出的临床实用性，适合广大中医药院校师生、临床医生、推拿从业者及中医爱好者阅读参考。

图书在版编目（CIP）数据

脏腑推拿一点通 / 王金贵主编 . -- 北京：中国医药科技出版社 , 2025. 4. -- ISBN 978-7-5214-5178-8

Ⅰ . R256；R244.1

中国国家版本馆 CIP 数据核字第 2025G13K51 号

美术编辑　陈君杞
版式设计　也　在

出版　**中国健康传媒集团** ｜ 中国医药科技出版社
地址　北京市海淀区文慧园北路甲 22 号
邮编　100082
电话　发行：010-62227427　邮购：010-62236938
网址　www.cmstp.com
规格　710×1000mm $\frac{1}{16}$
印张　10 $\frac{3}{4}$
字数　200 千字
版次　2025 年 4 月第 1 版
印次　2025 年 4 月第 1 次印刷
印刷　天津市银博印刷集团有限公司
经销　全国各地新华书店
书号　ISBN 978-7-5214-5178-8
定价　55.00 元

获取新书信息、投稿、为图书纠错，请扫码联系我们。

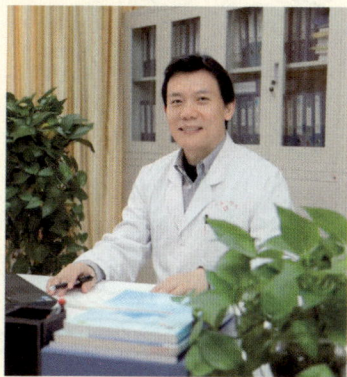

王金贵，医学博士，主任医师，教授，博士研究生导师，博士后合作导师，国家中医药领军人才"岐黄学者"，享受国务院政府特殊津贴专家，全国优秀中医临床人才，天津市名中医，天津市高等学校教学名师，天津市有突出贡献专家，天津市优秀科技工作者。现任天津中医药大学第一附属医院院长，国家临床重点专科、重点学科学术带头人，国家中医药管理局推拿手法生物效应三级实验室主任，天津市高等学校推拿学实验教学示范中心主任，首批全国百项中医特色诊疗项目"津沽脏腑推拿"负责人。兼任全国中医、中药学专业学位研究生教育指导委员会委员等职。主持承担国家科技支撑计划项目、国家自然科学基金项目等各级课题 45 项，作为第一完成人获得省部级科技奖励 8 项，专利成果 5 项。主编世界中医学专业核心课程教材《推拿学》、国家规划教材《小儿推拿学》等教材5 部，参编教材 14 部；主编学术专著 9 部，参与国家团体标准《中医治未病技术操作规范脏腑推拿》的制定。

作者简介

编委会

前　言

脏腑推拿是一门古老而新兴的传统医学。早在 3000 年以前的殷墟甲骨文中就相关描述，说明当时人们已经知道用手摩腹治疗疾病。

本书作为一本脏腑推拿专著，具有较为突出的实用性、易读性，其核心以经络穴位为纲，以脏腑推拿操作手法为目，中医理论有机串联其中，同时又授以常见脏腑内科病症的治疗方案、节气养生知识与技巧，方便读者快速上手，按图索骥。

本书在编写中还突出了"新"字，首先通过对临床效验经穴、手法的探究与阐释，凝练、总结穴位功效及临证应用思路，探究穴位所主脏腑，并言明补泻之道。其次，以内科学基本证型为本，围绕常见脏腑疾病的基本病机进行归纳剖析。司外揣内，通过分析疾病的症状特点与本质，阐释临床症状所属脏腑病机。同时，引入脏腑推拿擅治范畴，将手法效用与证候机制相合，通过有机配伍临床常用操作术式，进行有针对性地术式组合，从而确立基本术式。在此基础上施以辨证加减，阐释其中的配伍原理，从而确立相对科学的临证治疗方案。

但需要注意，应用手法以调理气机见长，并非万应灵药。临证施治不可拘泥于手法，应将汤药、针推、导引、熨拓等多种疗法联合起来。读者如能明此理，再读此书事半功倍。脏腑推拿易学难精，入门即在山腰，若想登峰，需持之以恒，在临证中反复实践，胆大心细，方能"运妙手功胜良药，著手成春变安康"。希望读者在阅读本书时，能学有所得。

本书涉及常用脏腑推拿手法、经穴，以及常见病症脏腑推拿诊疗方案、节气养生、功法导引等多方面内容，不足之处在所难免，恳请广大读者同道予以指正，不胜感谢。

编者
2024 年 3 月

目　录

技法篇

治疗篇

养生篇

基础篇

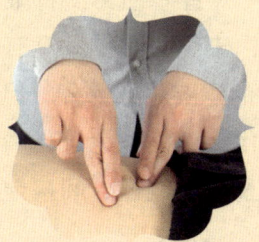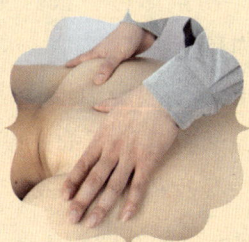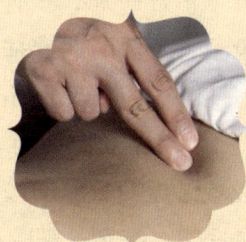

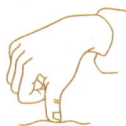

第一章
脏腑推拿的历史沿革

脏腑推拿作为我国中医药宝库中最古老的外治疗法之一，是中医推拿的重要组成部分。在数千年的演变中，脏腑推拿应用广泛、疗效卓著，为中华民族的繁衍生息做出重大贡献。在以推拿防治内科、妇科等疾病的过程中，脏腑推拿得以发展。脏腑推拿是在中医理论的指导下，根据脏腑经络学说，在人体体表运用推拿手法调理脏腑、防治疾病的一种疗法。

追溯历史，探知脏腑推拿滥觞于古代殷墟甲骨文中的"𤕫"字，也是现代的"疾"字。根据历史学家的研究发现，"П"乃人之意，而"𤓅"则示意此人的腹部疾患，"丬"形象描述了患者所睡的卧榻，"亻"表示手。将这些意思串联后可以发现，古代的"疾"字具象化了远古人类使用腹部推拿来治疗腹部疾患的过程，"𤕫"就像一幅生动的画，将脏腑推拿深刻烙印在历史的长河中。

春秋战国时期，中医巨著《黄帝内经》的《灵枢·百病始生》一篇记载了脏腑推拿的主要操作过程，"其著于伏冲之脉者，揣揣应手而动，发手则热气下于两股，如汤沃之状"，描述邪气留着在伏冲之脉而成的积证，以手按其积块时手心有跳动的感觉，举手时可觉热气下行于两侧下肢，好似用热汤浇灌一样舒服，生动地描述了脏腑推拿的施术过程及受术者得气的感觉，也被后世认为是脏腑推拿最早的文字记载。此外，春秋战国时期扁鹊运用推拿救治尸厥，两汉时期淳于意运用推拿治疗头痛，张仲景总结出推拿可"救自缢死"，魏晋时期葛洪将推拿运用于抢救，隋唐时期推拿治疗内科病症范围进一步扩大，宋金时期推拿具有催产及"汗、吐、下"作用等记载均能反映出脏腑推拿是推拿的重要组成部分。但在封建制度下，宋代官方对于推拿医学有着不同的态度。宋代太医局取消了自隋唐时期起设置了近四百年的按摩科，并改革了官方按摩教育及医事制度，间接地抑制了推拿医学，特别是脏腑推拿的传承与发展。

到了明代初期，官方曾短暂恢复按摩为医学十三科之一，使得推拿发展出现短期回升。但很快在明隆庆五年（1571年），太医院重新改建，将十三科减为十一科，按摩科再次被取消，并逐渐流落民间，脏腑推拿迎来了历史的黑暗期。在此期间脏腑推拿开始依附于各个学科而得以流传。《圣济总录》记载，治疗大便不通时，可将杏仁、葱白、盐制作成膏状，结合脏腑推拿按摩脐周，使大便得以通畅。明代医家龚廷贤在《万病回春》中言："用吴茱萸二三合、麸皮一升、食盐一合，拌匀热炒，以绢包之，于腹上下热揉熨之，自然有效也。"以三味药结合揉腹法治疗胃寒，可见当时脏腑推拿依旧存在于各科中，并使其应用更加广泛，可谓实乃幸焉。

脏腑推拿在清代及近代发展依旧缓慢，主要原因在于清代太医院医学分科大体承袭明朝旧制，略有损益。但随着封建制度的逐渐瓦解，此时流传于民间的推拿医学也迎来一丝复兴曙光。散落在民间的推拿逐渐形成各种流派，较为有名的脏腑推拿流派包括脏腑图点穴流派、古法腹部按摩流派、骆氏腹诊流派等，又有上海内功推拿流派传承以擦法为其核心手法，应用制式化操作手段，用以治疗内科、妇科疾病成效颇佳。在这个时期，各流派学术争鸣、良性竞争，共同推动脏腑推拿的进步。

中华人民共和国成立后，脏腑推拿得到了充分的重视，各流派如雨后春笋般发展起来并有大量新著产生，其中较为有名的当属津沽脏腑推拿流派。该流派第一代传承人石汉卿、安纯如老先生操作腹部按摩，衍化至繁。后传刘希曾、胡秀章等人，使脏腑推拿得以开枝散叶。第二代传承人胡秀章先生将腹部按摩引入天津中医药大学第一附属医院，清晰地梳理出独特手法结合补泻理论的体系框架。陈志华教授是津沽脏腑推拿流派的第三代传承人，先后主持开展津沽脏腑推拿技法的创新与传承工作，起到了承上启下的作用。以王金贵教授为代表的第四代传承人及其团队对津沽脏腑推拿流派相关内容进行了全面系统的整理与溯源，发展、凝练了古法腹部按摩的核心手法，融入了津沽地区特色捺穴疗法，确立了津沽脏腑推拿"医源于道、通脉调气"等理论体系。以李华南为代表的第五代传承人，则进一步扩大了脏腑推拿的使用范围，将其更广泛地应用于临床。津沽脏腑推拿历史悠久、底蕴深厚、风格独特、特点突出，代代传承人均为脏腑推拿的发展和建设作出了重要的贡献。

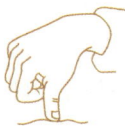

第二章
脏腑推拿的作用原理

脏腑推拿是指运用推拿手法作用于人体躯干部位（以腹部为主）的经络穴位或特定部位，以治疗脏腑功能失调所致内科、妇科及儿科等病症的一种中医外治疗法。其基本操作是通过手法作用于人体体表的皮部、经络、经筋，调整机体功能由异常向正常转归。脏腑推拿的中医学作用原理包括调整脏腑、疏通经络、行气活血。

一、调整脏腑

调整脏腑主要体现在调节脏腑功能上，脏腑是气血生化之源，脏腑的生理功能正常，则气血化生有源，气血旺盛，精神充沛，阴平阳秘，"正气存内，邪不可干"。推拿手法可以刺激体表的经络穴位，这些穴位与脏腑有着密切的内在联系，如同一个"开关"，能够将推拿产生的刺激信息传递到相应的脏腑，使脏腑功能恢复正常。若阴阳失衡，脏腑功能失调，气血化生不足，生理功能减退，即所谓"邪之所凑，其气必虚"。此时可于腹部及相关穴位上运用揉、按、推等手法，振奋脾胃的阳气，改善脾胃的气血运行，从而调整脏腑功能。脏腑推拿具有调整脏腑、平衡阴阳的作用。

二、疏通经络

经络是人体经脉和络脉的总称，内属于脏腑，外络于肢节，沟通表里，贯穿上下，网络全身，将人体各脏腑联系成一个协调、统一且稳定的有机整体。脏腑推拿手法作用于体表经络穴位时，会产生机械性刺激，这种刺激能够引起局部经络的气血流动加快，具有"行血气而营阴阳，濡筋骨，利关节"的功能。当经络的生理功能异常时，外则筋、脉、肉、皮、骨失养不用，内则五脏不荣、六腑不运、气血失调，不能正常发挥营内卫外的生理功能，则百病由此而生。脏腑推拿手法作用于体表的经络穴位上，能够引起局部经络反应，进而激发和调整局部经气运行，再通过经络影响所连属脏腑的生理活动，以调节机体的生理、病理状况，实现百脉疏通、五脏安和，使人体恢复正常生理功能。

三、行气活血

气、血是构成人体和维持人体生命活动的基本物质。它们是人体脏腑生理活动的产物，又为人体脏腑、经络的正常生理活动提供必需的物质和能量。脏腑推拿可以通过调理"三焦"及脾胃功能，达到"通上焦""顺下焦"的效果。一方面，推拿手法的刺激可以直接推动气血在经络中的运行，使气血运行更加通畅，从而改善血管的舒缩功能；另一方面，脏腑推拿能够通过调节中焦脾胃的功能，进而影响气血的生成和运行。此外，推拿能缓解肌肉紧张，改善血管的舒缩功能，使气血运行的通道更加顺畅，从而强化气血的功能，调和气血的关系，使人体气血充盈、运行顺畅，从而维持机体的正常生理功能。因此，脏腑推拿在行气活血方面具有独特的作用和优势。

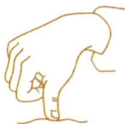

第三章
脏腑推拿的适用范围与禁忌

一、适用范围

脏腑推拿作为我国最古老的外治疗法之一，是中医推拿最重要的组成部分，为中华民族繁衍生息做出重大贡献。有研究显示，脏腑推拿可以治疗9大类41种疾病，其中包括西医病27种、西医症状6种、中医病证8种，特别是对于内科疾病疗效显著。

在内科疾病方面，脏腑推拿善于治疗功能性消化系统疾病，如胃痛、胃痞、呃逆、泄泻、便秘等。通过腹部手法调节脏腑气机，扶正调平，兼顾调理脾胃，减轻患者服药之苦。同时，脏腑推拿还善于通调人体经络，畅通诸经脉，可以通过调节气血等作用，治疗一些无明显器质性病变的病症，如心悸、不寐、郁证、眩晕等。

脏腑推拿还可用于治疗各类妇科、男科疾病。例如，痛经的病位在女子胞，冲任气血失和是导致痛经的主要原因。脏腑推拿可通过腹部手法以"调冲通脉"，并配合不同补泻模式，可温可通，可补可行。此外，对于闭经、月经不调以及产后尿失禁等疾病也有很好的治疗效果。所谓"男子以肾为先天，以精、气为本"，对于男性的阳痿、早泄、癃闭等病，可辨证选择脏腑推拿之温肾阳法、温脾阳法、补肾气法治疗，皆可起到补肾益精、温肾固气的作用，效如桴鼓。

二、使用禁忌

脏腑推拿作为一种临床中医外治法，治疗范围广泛。相比其他中医疗法，具有副作用小、没有胃肠负担、不需要借助治疗器具等优点，因此临床上受术者的依从性很高。但是作为一种与受术者身体直接接触的治疗方法，在部分情况下不宜进行脏腑推拿操作。否则不但收效甚微，甚至可能延误或加重病情。所以，掌握其禁忌证同样十分重要。

内科疾病中，腹部脏器的原发性及继发性肿瘤、腹主动脉瘤等均是脏腑推拿的禁忌证。因为脏腑推拿的手法作用于腹部，若手法操作力度和深度不适宜，存在诱发肿瘤破裂的风险。同时，对于患有严重不稳定性高血压的受术者，也应当慎用，可待其血压稳定后再行手法治疗。另外，针对易形成血栓的人群，手法操作不当可能会导致栓子脱落，引发脑梗死、肺栓塞、下肢静脉栓塞等不良后果。此外，对于某些精神状态不稳定的受术者，应当禁用推拿，以防出现意外。

外科疾病中，外伤引起的脏器挫伤、关节严重损伤、暴力骨折或骨质疏松导致的骨折等，均应禁用脏腑推拿手法；同时，对于运动性损伤所引起的局部扭挫伤也应当禁用脏腑推拿手法，可待局部水肿消退后再行操作；对于腹部存在烧烫伤、手术刀伤以及湿疹过敏等皮肤破损者亦禁施手法，以免加重皮肤损伤。

各种急性病症，如急性传染性疾病、急性腹膜炎、急性胰腺炎、消化道穿孔等，禁止施术。可待疾病恢复后，根据功能性并发症再进行适当治疗。由于脏腑推拿具有调节脏腑气血的功能，因此，对于某些出血类疾病或有出血倾向的人群应当谨慎使用推拿手法。

对于女性受术者，在施术前必须充分排除其妊娠的可能性，切不可在不知情的情况下随意施治，否则易致胎元不固，出现流产。

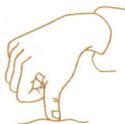

第四章
脏腑推拿的施术准备及常见不良反应

一、施术准备

脏腑推拿治疗不同于普通的药物治疗，需要施术者和受术者的身体进行直接的接触。从中医学的角度看，两者之间需要建立"气"的联系。因此，在进行系统的脏腑推拿操作前，需要进行充分的准备工作，以保证推拿治疗的安全、有效。

1. 环境的准备

治疗环境应该避光、避音。保持环境的安静和柔光照射，是为了帮助施术者更好地"入静"，正如《灵枢·终始》言："专意一神，精气不分，毋闻人声，以收其精，必一其神，令志在针。"脏腑推拿治疗时"令志在手"，要求施术者心无外驰，将注意力放到施术手下。

保持室内整齐、清洁，床单、枕套、治疗巾勤换勤洗，避免交叉感染。诊室内治疗床、治疗仪器的摆放不可过度拥挤。应保持一定的室温，配备制冷及取暖设备。治疗室内应有保护隐私的装置，如挂帘、屏风等。室内应有良好的通风和照明，按照院内感染防治的要求对诊疗室实行紫外线消毒。

2. 施术者的准备

施术者应消毒洗手、修指甲，以免在施术过程中造成受术者痛苦或诱发感染。同时，不要佩戴戒指等饰物，一是不利于施术者推拿动作的流畅连贯，二是可能划伤受术者皮肤。

施术者需态度和蔼、严肃，在治疗前介绍脏腑推拿的作用、治疗过程和治疗后可能出现的反应。多数受术者并未接触过脏腑推拿，在初次治疗时，会存在对未知疗法的不安，这势必影响受术者"神"的专一。需通过解释消除受术者疑虑，加强对此项治疗的信心。

3. 受术者的准备

受术者术前应排空二便，不饥不饱，一般在餐后 0.5~1 小时施术，测量血压、心率无异常。脏腑推拿会对内脏造成一定程度的挤按，若六腑充盈，挤按时会使受术者产生不适症状，同时肌肉会出现保护性收缩，掩盖病情、影响疗效。

4. 操作的准备

受术者多仰卧于床上，全身放松，解开衣扣及腰带，保证受术部位平坦，以利于手法操作。一般待受术者休息3~5分钟后再施术，以平复受术者情绪。施术者根据施术手法的不同，选择立于受术者左侧或右侧进行施术。应嘱咐受术者均匀呼吸，不要憋气，尤其是在施行按法时，着力部位要随着受术者呼吸徐徐升降，若受术者憋气，则不易掌握抬按的速度，且容易引起不适感。

将受术者的腹部充分暴露，观察肚脐的位置及形态。以右手小鱼际横平放置于受术者上脘穴，以探查动脉搏动情况，同时感受腹部的温度。施术前，诊察受术者体质之强弱，有无呼吸困难、咳喘气结，腹部有无胀满及压痛，腹腔有无肿块，腹主动脉跳动强弱，肝脾是否肿大，等等。对于身体虚弱、腹主动脉搏动力弱、患处失去知觉的受术者，以及妊娠期女性、老年人及婴儿，不可重按；青壮年易患实证，可取重手法。

二、常见不良反应

1. 疼痛

受术者经脏腑推拿治疗后，局部皮肤可能出现疼痛、肿胀等不适感，或原有病变部位疼痛加重。

（1）发生原因：施术者手法不熟练，操作动作生硬，施术部位出汗潮湿，施术时间过长，手法刺激强度过大，或受术者为初次接受脏腑推拿治疗。

（2）处理方法：一般无需特别处理，经休息疼痛可自行消失。若疼痛较剧烈，可临时服用非甾体抗炎药止痛，局部配合热湿敷。若原有病变部位疼痛加重，应该对症处理，必要时做相关检查，排除其他原因。

2. 晕厥

在脏腑推拿治疗过程中，受术者突然头晕目眩、心慌气短、胸闷泛恶。严重者四肢厥冷、出冷汗，甚至出现昏厥、晕倒等症状。

（1）发生原因：精神过度紧张，体质特别虚弱或处于饥饿状态，过度劳累，大量出汗后虚脱；治疗时体位不适，操作时手法操作过重、刺激过强。

（2）处理方法：立即终止手法操作；将受术者置于平卧位或头低足高位休息，可配合掐人中、十宣，以及拿肩井、合谷等手法。如果出现心慌气短、脸色苍白、冷汗等症状，予温糖水口服。如果经上述处理症状仍不能缓解，尽快就医。

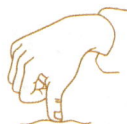

第五章
脏腑推拿常用经脉与穴位

第一节　常用经脉

一、手太阴肺经

手太阴肺经是十二经脉气血流注的始发经，是全身之气开始运转的经脉，具有培补益气、灌溉清气、清降浊气的作用，主治肺系病症。

【循行】起于中焦，向下联络大肠，再沿胃上口，穿过膈肌，入属于肺。从肺系（气管、喉咙部）向外横行至腋窝下，沿上臂内侧下行，过肘中，沿前臂内侧桡骨尺侧缘下行，经寸口动脉搏动处，沿大鱼际桡侧缘出拇指末端。其支脉，从腕后分出，沿着示指桡侧，出示指末端。（图5-1-1）

【常用穴位】中府、太渊、鱼际。

【主治】咳嗽、气急、喘息、心烦、胸闷等疾病。

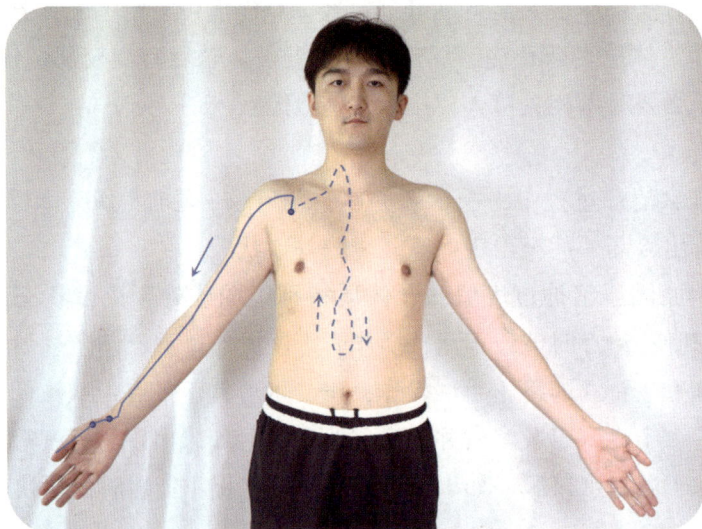

图 5-1-1　手太阴肺经主要循行示意图

二、手阳明大肠经

手阳明大肠经是多气多血的经脉，既可以增强人体阳气，又可以祛除多余的火气。同时，大肠是传导之官，主管人体的消化吸收，能够专门运输体内的糟粕，并将其清理出去。

【循行】起于示指端（桡侧），沿示指桡侧，经过第1、2掌骨间，上行至腕后两筋中，沿前臂外侧前缘，至肘部外侧，再沿上臂外侧前缘上行到肩部，经肩峰前，向上循行至背部，再向前行进入缺盆，络于肺，下行穿过横膈，属于大肠。其支脉，从缺盆部上行至颈部，经面颊进入下齿之中，又返回经口角到上口唇，左脉与右脉交会于人中（水沟穴），左脉右行，右脉左行，止于鼻侧。（图5-1-2）

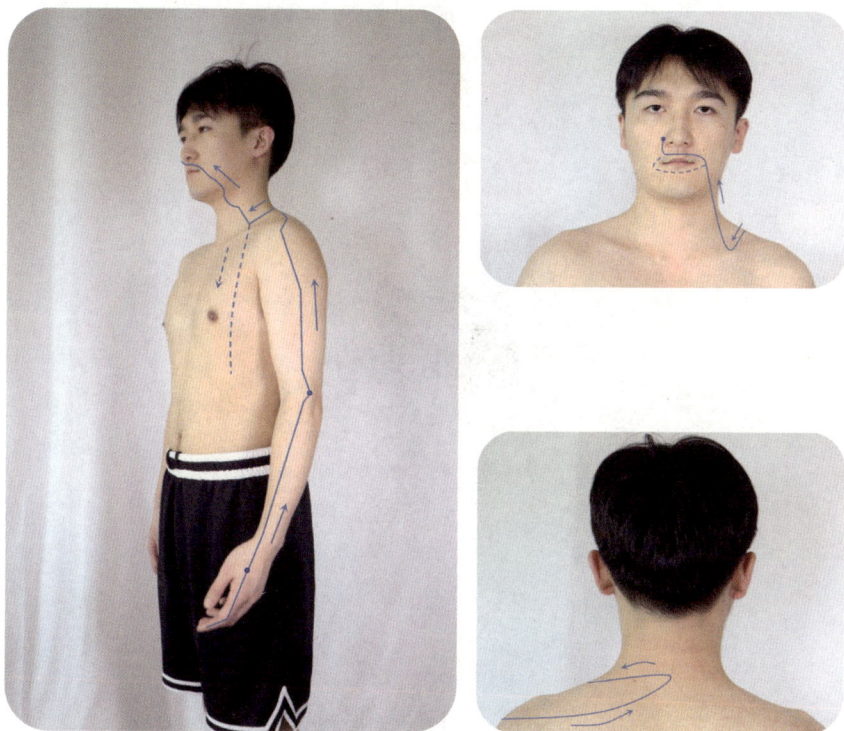

图 5-1-2　手阳明大肠经主要循行示意图

【常用穴位】合谷、曲池、迎香。
【主治】头痛、目眩、目赤肿痛、咽喉肿痛、鼻塞、口歪等疾病。

三、足阳明胃经

头面部为诸阳之会，而足阳明胃经多气多血，行于整个面部。若足阳明胃经的经气虚衰，面部得不到足够的气血滋养和温煦，则面色憔悴。

【循行】起于鼻旁，上行鼻根，沿鼻外侧下行，入上齿，环绕口唇，交会于承浆穴；向后沿下颌下缘，至大迎穴处，再沿下颌角至颊车穴，上行到耳前，沿发际至额角。其支脉，从大迎前下行颈动脉部，沿喉咙入缺盆，下横膈，入属于胃，联络于脾。其直行的经脉，从缺盆沿乳房内侧下行，经脐旁到下腹部的气冲部；一支脉从胃口分出，沿腹内下行，至气冲部与直行经脉会合。由此经髀关、伏兔穴下行，至膝关节中。沿胫骨外侧下行，经足背至第2趾外侧端；一支脉从膝下3寸处分出，下行到中趾外侧端；一支脉从足背分出，沿足大趾内侧直行到末端。（图5-1-3）

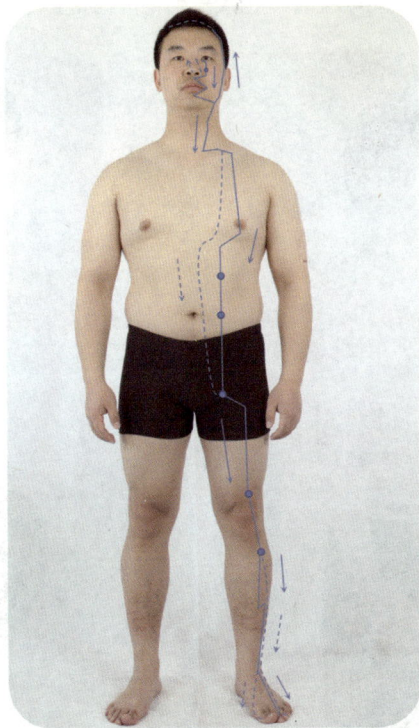

图 5-1-3　足阳明胃经主要循行示意图

【常用穴位】四白、梁门、天枢、气冲、梁丘、足三里。

【主治】腹痛、腹胀、胃痛、呕吐、泄泻等胃肠病，以及目赤痛痒、目翳、眼睑瞤动、鼻衄、齿痛、耳病等头面五官病。

四、足太阴脾经

足太阴脾经主要与运化功能相关，在维持人体消化功能、将食物转化为气血的过程中起着重要的作用，脾经失调会引起运化失常，出现腹胀、便溏、胃脘痛、嗳气等。因此，刺激脾经能够有效调补脾经气血，调节脾的运化功能。

【循行】起于足大趾末端，沿其内侧赤白肉际，经第 1 跖趾关节，上行至内踝前面，再沿小腿内侧胫骨后缘上行，至内踝上 8 寸处交于足厥阴经之前，再沿膝股部内侧前缘上行，进入腹部，属脾络胃；再经过横膈上行，夹咽部两旁，连系舌根，分散于舌下。其支脉，从胃上膈，注心中。（图 5-1-4）

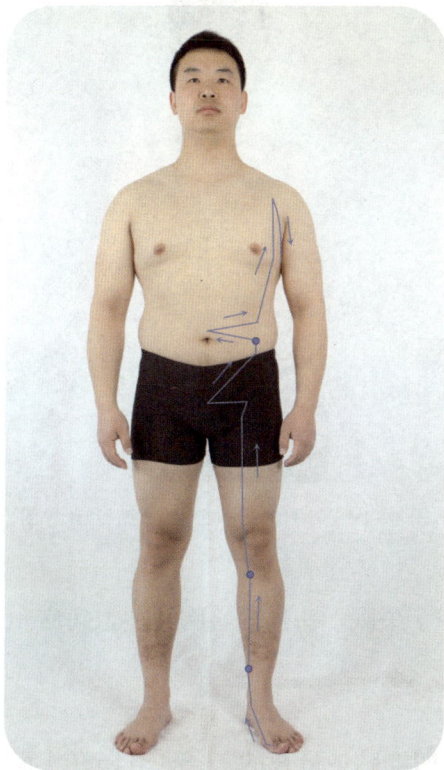

图 5-1-4　足太阴脾经主要循行示意图

【常用穴位】三阴交、阴陵泉、大横。

【主治】胃痛、恶心呕吐、嗳气、腹胀、便溏、消化不良、食欲不振等脾胃消化系统病症。

五、手少阴心经

手少阴心经属于心，与心脏有着密切的关系。心在五脏中被称为"君主之官"，主血脉，随着心脏跳动将气血送到人体全身各处，脏腑器官得到气血的营养后发挥其生理功能。同时，血液作为人体神志活动的物质基础，一旦心出现问题，神志活动也会受到影响。

【循行】起于心中，出属心系（心脏周围的组织）；下行通过横膈，联络小肠。其支脉，从心系向上，夹食道上行，连于目系（眼球连接于脑的组织）。其直行经脉，从心系上行到肺部，再向外下到达腋窝部，沿上臂内侧后缘，到达肘窝；再沿前臂内侧后缘，至掌后豌豆骨，进入掌内，止于小指桡侧末端。（图 5-1-5）

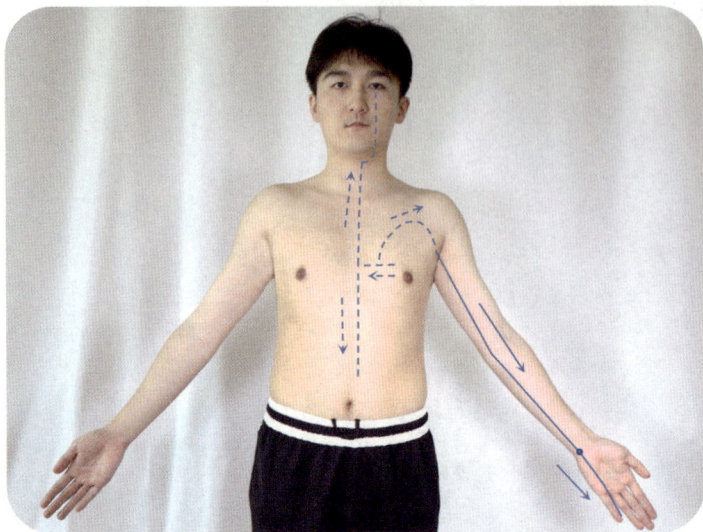

图 5-1-5　手少阴心经主要循行示意图

【常用穴位】神门。

【主治】胸痛、心悸、失眠、头痛等心胸及神志病症。

六、足太阳膀胱经

足太阳膀胱经是十四经脉中最长的一条，分布在头面、腰背及下肢，几乎贯穿整个身体，被称为"巨阳者，诸阳之属"，不单与全身阳经皆有联系，阳气充盛，同时亦与各脏腑之气相联系，将十二脏腑之气输注于膀胱经背俞穴。因此，具有保护机体增强防御能力、治疗脏腑病证的作用。

【循行】起于内眼角，向上过额部，与督脉交会于头顶。其支脉，从头顶分出到耳上角。其直行经脉，从头顶入颅内络脑，浅出沿枕项部下行，从肩胛内侧脊柱两旁下行到达腰部，进入脊柱两旁的肌肉，入内络于肾，属于膀胱。一支脉从腰中分出，向下夹脊旁，通过臀部，进入腘窝中；一支脉从左右肩胛内侧分别下行，穿过脊旁肌肉，经过髋关节部，沿大腿外侧后缘下行，两脉会合于腘窝内，向下通过腓肠肌，出外踝的后方，沿第 5 跖骨粗隆，至小趾外侧末端。（图 5-1-6）

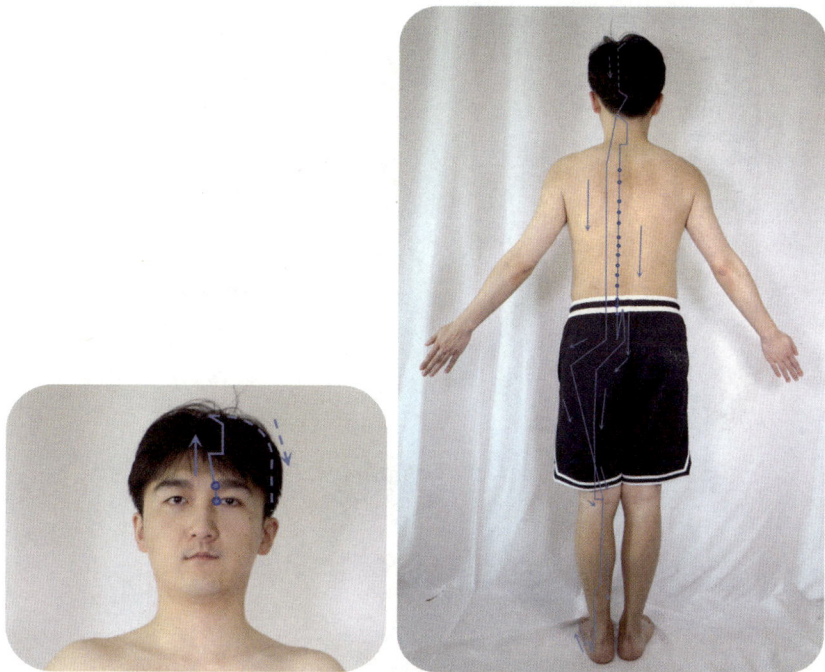

图 5-1-6　足太阳膀胱经主要循行示意图

【常用穴位】睛明、攒竹、风门、肺俞、心俞、督俞、膈俞、肝俞、胆俞、脾俞、胃俞、三焦俞、肾俞、气海俞、大肠俞、关元俞、小肠俞、膀胱俞。

【主治】颠顶头痛、目痛、目黄、溢泪症、鼻衄等头面五官病症，项、背、腰、骶、大腿后侧、腘窝、腓肠肌、脚部疼痛，足小趾痿证等。

七、足少阴肾经

足少阴肾经与肾脏紧密相连，可以调节肾脏的水液代谢、排泄功能，具有滋阴补肾、固精壮阳、益髓生髓的功效。

【循行】起于足小趾下，斜行足心，出舟骨粗隆下，经内踝后方，向下进入足跟中，沿小腿内侧上行，经腘窝内侧，沿大腿内侧后缘上行，贯脊柱，络膀胱。其直行支脉，从肾脏向上经过肝、膈，进入肺脏，沿着喉咙，至舌根两旁。另一支脉，从肺分出，络于心，注于胸中。（图 5-1-7）

【常用穴位】涌泉、太溪、石关。

【主治】胸胁胀痛、咳喘等呼吸系统病症，腹痛、腹泻、水肿、泄泻，以及失眠等神志疾病。

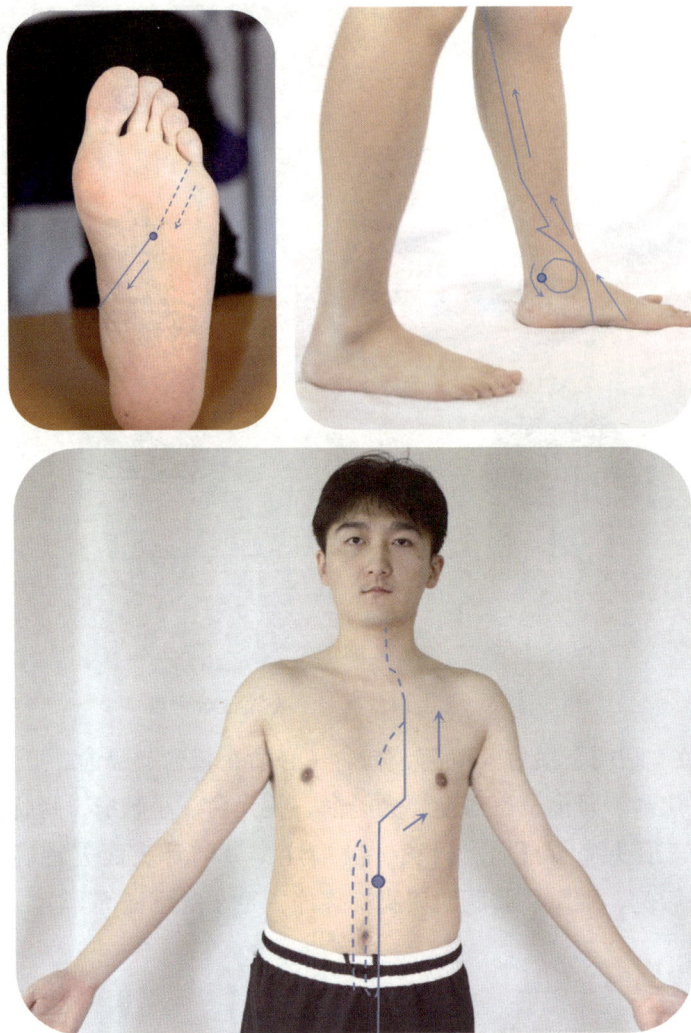

图 5-1-7　足少阴肾经主要循行示意图

八、手厥阴心包经

心包是包在心脏外的包膜。心为君主之官，不能被外邪侵袭，而心包能够代心受过、替心承受外邪侵袭。因此，施术于手厥阴心包经可以增强其保卫心主的功能，传达心主的喜乐情绪变化。

【循行】起于胸中，浅出属心包络，向下经过横膈自胸至腹依次联络上、中、下三焦。其支脉，从胸部向外侧循行，至腋下 3 寸处，再向上抵达腋部，沿上臂内侧下行于手太阴、手少阴经之间，进入肘中，再向下到前臂，沿两筋之间进入掌中，循行至中指末端。一支脉从掌中分出，沿无名指到指端。（图 5-1-8）

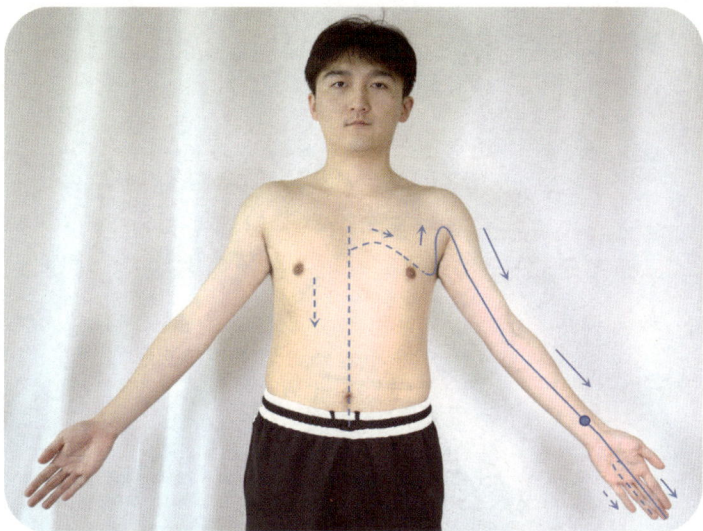
图 5-1-8 手厥阴心包经主要循行示意图

【常用穴位】内关。

【主治】胸胁胀闷、心痛、心烦、面红、目赤及神志异常等。

九、足少阳胆经

胆经具有疏泄气机、调节三焦水液代谢的作用，其中带脉、五枢、维道三穴又与带脉相通，精气流注上胆经与带脉相通，故而通过调节胆经腹部循行区域，可疏解少阳枢机、调理中焦，从而达到寒热分消、散结消癥的功效。

【循行】起于目外眦，上行额角部，下行至耳后，沿颈项部至肩上，下入缺盆。耳部分支，从耳后进入耳中，出走耳前到目外眦后方。外眦部支脉，从目外眦下走大迎，合于手少阳经到达目眶下，经颊车，由颈部下行，与前脉在缺盆部会合，再向下进入胸中，穿过横膈，络肝，属胆，再沿胁肋内下行至腹股沟动脉部，绕外阴部毛际横行入髋关节部。其直行经脉，从缺盆下行，经腋部、侧胸部、胁肋部，再下行与前脉合于髋关节部，再向下沿着大腿外侧、膝外缘下行经腓骨之前，至外踝前，沿足背部，进入第 4 趾外侧。足背部分支，从足背上分出，沿第 1、2 跖骨间，出于大趾端。（图 5-1-9）

【常用穴位】风池、肩井、日月、京门、带脉、阳陵泉。

【主治】黄疸、口苦、胁痛等肝胆疾病。

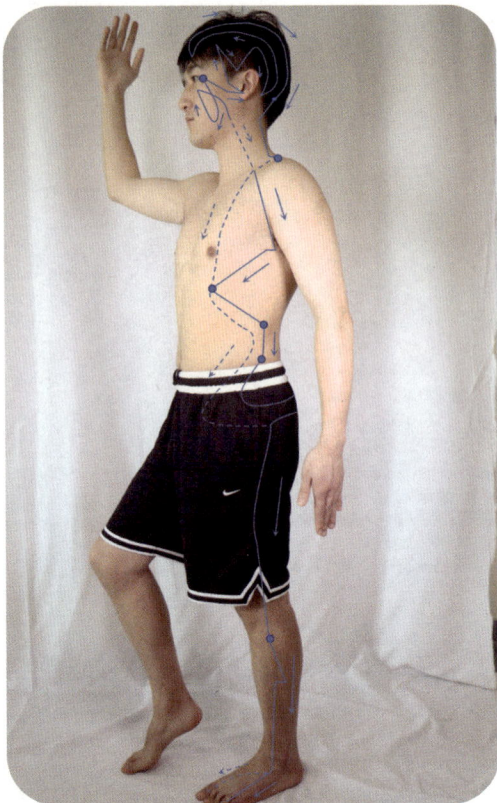

图 5-1-9 足少阳胆经主要循行示意图

十、足厥阴肝经

足厥阴肝经循行区域多用捋法操作，可疏肝解郁、理气散结，可捋顺肝气，使肝气不郁滞，从而发挥肝经应有的作用。

【循行】起于足大趾背，沿足背经内踝前上行，至内踝上 8 寸处交于足太阴经之后，上经腘窝内缘，沿大腿内侧，上入阴毛中，环绕阴器；再上行抵达小腹，夹胃，属于肝，络于胆；再上行通过横膈，分布于胁肋部；继续上行经喉咙的后面，上入鼻咽部，连目系，上出额部，与督脉交会于颠顶部。其支脉，从目系下循面颊，环绕唇内。另一支脉，从肝部分出，穿过横膈，注于肺。（图 5-1-10）

【常用穴位】章门、期门。

【主治】黄疸、胸胁胀痛、呃逆，肝风内动所致的中风、头痛、眩晕、惊风等。

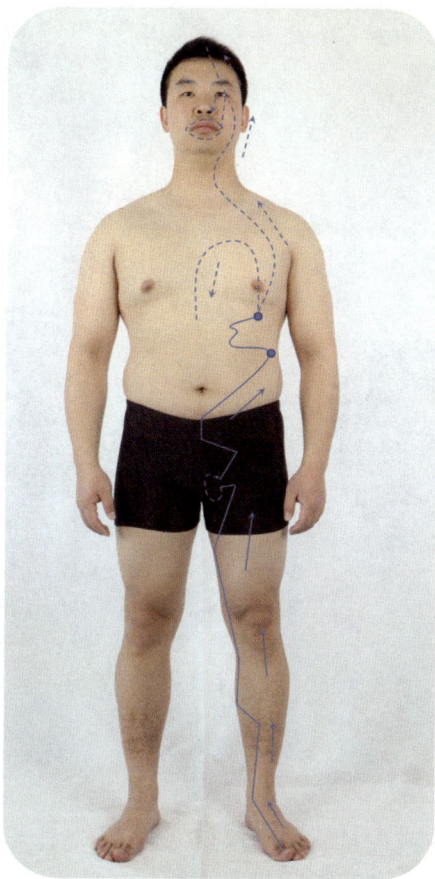

图 5-1-10 足厥阴肝经主要循行示意图

十一、督脉

督，总督、督促。督脉为奇经八脉之一、阳脉之海，总督诸阳，有"阳脉之海"之称，具有温阳通脉、调经益肾的作用。

【循行】起于小腹内，下行于会阴部，向后从尾骨端上行脊柱的内部，上达项后风府，进入脑内，上行至颠顶，沿前额下行鼻柱，止于上唇系带处。（图 5-1-11）

【常用穴位】腰阳关、命门、大椎、百会、神庭、印堂、水沟。

【主治】五脏六腑相关病证。失眠、健忘、发热、中暑、惊厥等神志病及热病；头痛，眩晕，口、齿、鼻、目等头面五官病；经脉循行部位的其他病证，如头项、脊背、腰骶疼痛，下肢痿痹等。督脉督一身之阳气，凡阳气衰弱之证都可以通过督脉上合适的穴位进行治疗。

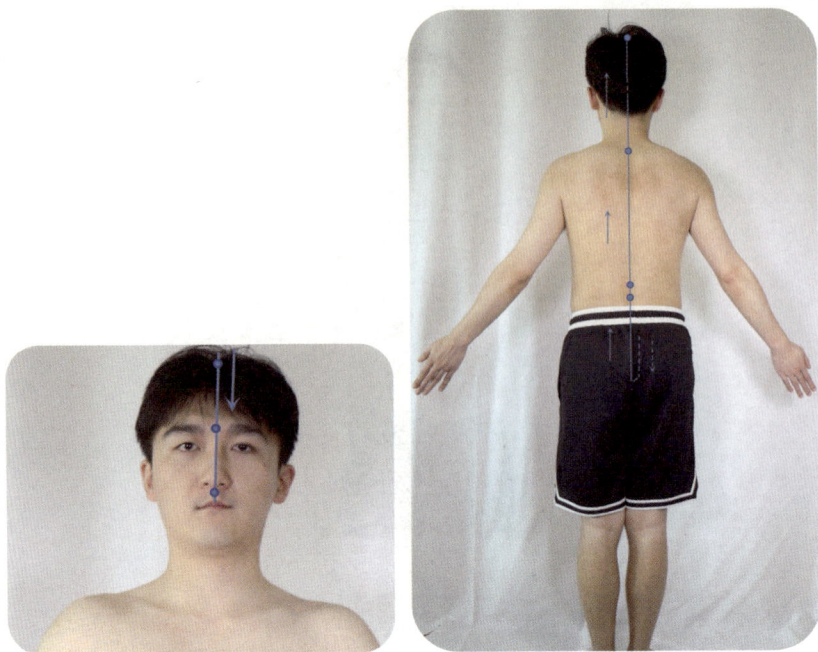

图 5-1-11　督脉主要循行示意图

十二、任脉

任脉为奇经八脉之一，有"阴脉之海"之称，被誉为承载人体的生命之根，具有调节阴经气血的作用。

【循行】起于小腹内，下出于会阴部，向前上行于阴毛部，循腹沿前正中线上行，过咽喉，再上行环绕口唇，经面部进入目眶下，联系于目。（图 5-1-12）

【常用穴位】中极、关元、气海、神阙、水分、下脘、建里、中脘、上脘、巨阙、膻中。

【主治】腹部、胸部相关内脏病。月经不调、痛经、崩漏、带下、遗精、阳痿、小便不利、遗尿等妇科病及前阴病；瘿气、梅核气、咽喉肿痛、暴喑、口歪、齿痛等颈及面口病；失眠等神志病。部分腧穴有强壮作用，主治虚劳虚脱等证。

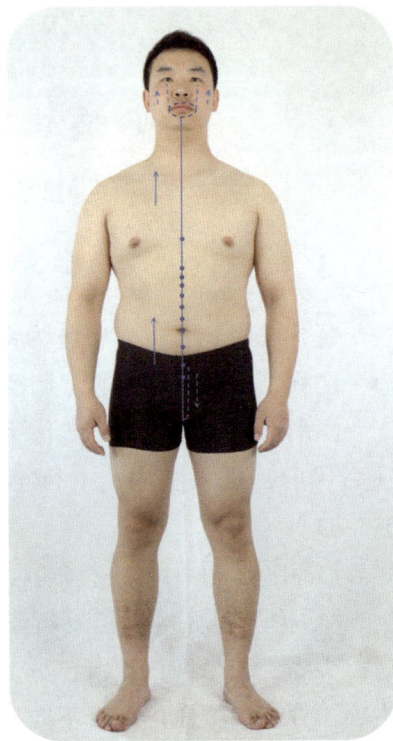

图 5-1-12　任脉主要循行示意图

第二节　常用穴位

穴位可用于辅助诊断疾病，对于疾病的治疗也具有近治作用及远治作用。所谓"近"，即穴位所在、主治所及，近治作用就是穴位的局部治疗作用；"远"，即经脉所过、主治所及，远治作用就是体表的穴位可以治疗脏腑病及远隔部位的体表病，如内关穴可以治疗心血管病，委中穴可以治疗腰部疾患。因此，在临床应用时，穴位的定位、功效、主治就显得很重要，选穴正确、取穴准确是手法起作用的前提。

一、手太阴肺经穴

中府

【定位】在胸部，横平第1肋间隙，锁骨下窝外侧，前正中线旁开6寸（图5-2-1）。

【功效】止咳平喘，清泻肺热，调理脾胃。

【主治】咳嗽、气喘、胸痛、肩背痛等症。

中府是肺经的起始穴，也是经脉循行的第一个穴。肺经脏腑之气聚结于中府穴，按揉该穴可调节肺经脏腑之气，治疗肺部疾患，如咳嗽、气喘等症。脾胃运化水谷精微，经过肺生理功能的正常发挥才可将其布散到全身，故该穴也可用来调节脾胃运化功能。

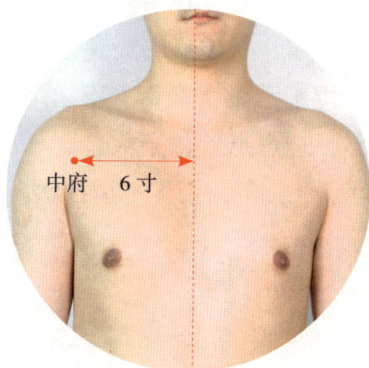

图5-2-1　中府

【简便取穴】在胸部，双手叉腰，锁骨外侧端下方有一凹陷，凹陷处再向下一横指即是。

太渊

【定位】在腕前区，桡骨茎突与舟状骨之间，拇长展肌腱尺侧凹陷中（图5-2-2）。

【功效】止咳化痰，通调血脉。

【主治】咳嗽、气喘、无脉症、腕臂痛等症。

太渊穴为脉气大会之所，肺经的经气在此处

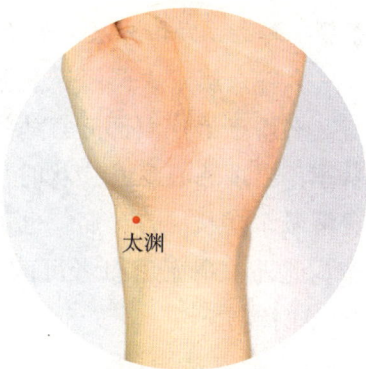

图5-2-2　太渊

由浅入深，逐渐旺盛。太渊穴属肺经穴位，肺经经脉异常所见咳嗽、气喘、咽喉疼痛等病症，均可按揉该穴以治疗。此外，当因桡动脉搏动较弱而出现手掌部皮肤发凉、指甲发绀等缺血症状时，太渊穴有特殊治疗作用，可在一定程度上缓解无脉症。

【简便取穴】在腕部，掌心向上，桡动脉外侧即是。

鱼际

【定位】在手外侧，第1掌骨桡侧中点赤白肉际处（图5-2-3）。

【功效】宣肺解表，清泻肺热，止咳平喘。

【主治】咳嗽、咯血、气喘、咽喉肿痛、手指麻木、掌中热、头痛、心悸等病症。

鱼际穴对肺系疾病有良好疗效，可通达阳气而平喘，对于哮喘无论寒热均有缓解作用。鱼际穴位于手部大鱼际处，在手诊的手掌全息图中，心脏全息点恰位于大鱼际，故按揉该穴可缓解心悸、胸闷等心前区不适症状。

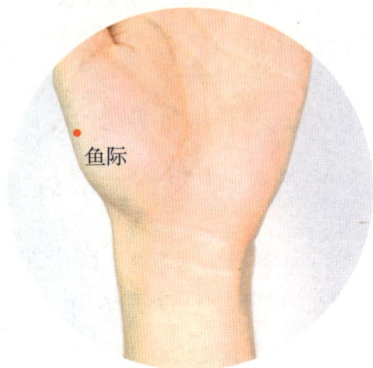

图5-2-3　鱼际

二、手阳明大肠经穴

合谷

【定位】在手背，第2掌骨桡侧中点处（图5-2-4）。

【功效】疏风解表，行气活血。

【主治】头痛、目赤肿痛、齿痛、鼻衄、口眼歪斜、耳聋、发热恶寒、痛经等症。

合谷穴属于大肠经，其循行通过面颊，绕口唇，多用于治疗面部五官病症。日常生活中，若晕车，出现恶心呕吐症状时，可按压合谷穴，以缓解晕车症状；若牙痛，也可按压该穴以减轻疼痛。此外，高血压患者可两手交替点揉合谷穴，有助于控制血压。

【简便取穴】①将一手拇指指间关节横纹正对

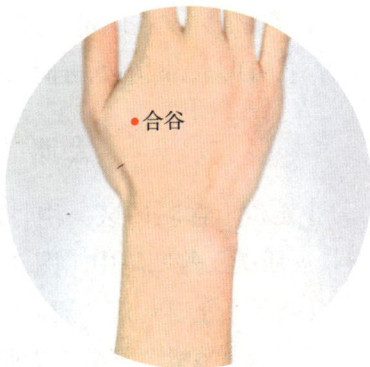

图5-2-4　合谷

另一手虎口指蹼缘（即拇指、示指间的皮肤皱襞），屈曲拇指，指间下是穴。②将拇指、示指并拢，手背第1、2掌骨间形成肌性隆起（第一骨间背侧肌），最高点处按压有明显酸胀感即是穴位所在。

曲池

【定位】在肘部，肱二头肌肌腱桡侧缘与肱骨外上髁连线中点凹陷处（图5-2-5）。

【功效】疏风清热，调和营卫，理气和胃。

【主治】手臂痛、上肢活动不利、外感发热、咳嗽、咽喉肿痛、目赤肿痛、瘾疹、湿疹等病症。

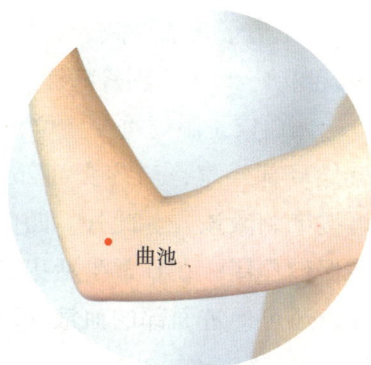

图5-2-5　曲池

曲池穴位于肘部，脉气流注此穴似水注入池中，乃经气运行之大关，能通上达下、通里达表，既可清在外之风热，又能泻在内之火邪，是表里双清的要穴。常用于治疗外感热病、风热犯肺咳嗽，并可缓解瘾疹、湿疹等皮肤疾患。

迎香

【定位】在面部，鼻翼外缘中点旁，鼻唇沟中（图5-2-6）。

【功效】宣通鼻窍，清热散风。

【主治】鼻塞、鼻出血、流涕、面瘫等病症。

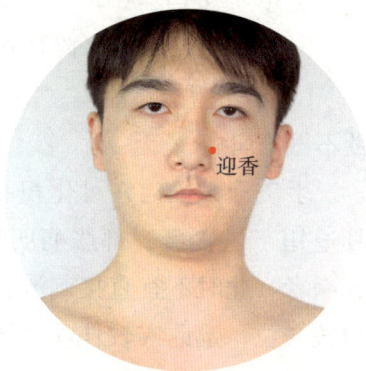

图5-2-6　迎香

迎香穴，由其名知可"迎来香气"，与嗅觉功能相关。其位于鼻旁，经脉之气直接通于鼻窍，是治疗鼻部疾患的重要穴位。对于多种原因引起的鼻塞、流涕、鼻出血等，按揉迎香穴能迅速缓解症状。迎香穴临近眼、耳、口、鼻，分布有面神经、眶下神经等多条神经，对于其他头面五官病，如口眼歪斜、眼目赤肿等，都有治疗作用。日常生活中，经常按摩迎香穴可促进鼻周血液循环，使气血畅通，外邪不易侵入机体，提高机体免疫功能。

三、足阳明胃经穴

四白

【定位】在面部，眶下孔处（图 5-2-7）。

【功效】清热解毒，祛风明目。

【主治】头痛、眩晕、目赤痒痛、迎风流泪、眼睑眴动、口眼歪斜等病症。

四白穴是眼周重要穴位，能够缓解眼部疲劳，疏导局部经气，治疗头面部疾患。眼部疲劳时，可按摩刺激该穴。此外，四白穴也具有重要的养生保健作用，在日常生活中，坚持轻轻按揉四白穴，还可促进面部的血液循环，加快新陈代谢速度，以美容养颜。

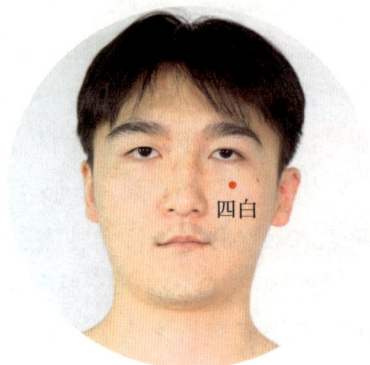

图 5-2-7　四白

梁门

【定位】在上腹部，位于脐上 4 寸，前正中线旁开 2 寸（图 5-2-8）。

【功效】和胃健脾，降逆止呕，消积化滞。

【主治】胃痛、泄泻、便秘、呃逆、腹胀、食欲不振等病症。

手法施于梁门穴可化积和胃、通阳导滞，尤其适用于进食后胃部胀痛明显，胃腑充盈壅滞、胀满者。此时不宜直接刺激胃部在体表投影区的相关穴位，选此穴较佳。左侧梁门穴位于胃之下口，即幽门部位，是胃与小肠交会部位在体表的投影，施以手法刺激可调整胃部气机，打开胃与小肠的关隘，有助于胃部消化排空，将食糜推送至小肠，减轻胃腑负担，消除腹胀症状。

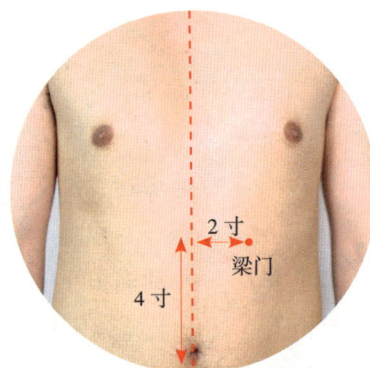

图 5-2-8　梁门

天枢

【定位】在腹部，横平肚脐，前正中线旁开 2 寸（图 5-2-9）。

【功效】健脾和胃，理气化滞，疏调脏腑。

【**主治**】胃痛、腹胀、便秘、腹泻、消化不良、肠鸣、痛经、月经不调、带下等病症。

天枢穴下对应的解剖部位为大肠，故刺激此穴可直接通调肠腑、理气行滞，且在治疗过程中呈现双向调节的效果，对便秘与泄泻均有治疗作用。通过脏腑推拿施补泻手法于该穴，可双向调节肠胃、调理气血运行，并改善气血循环、调整水湿分布，治疗肠腑疾患及妇科病症。

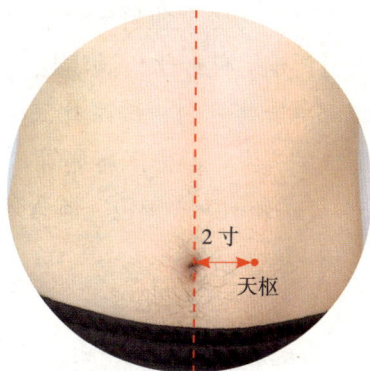

图 5-2-9 天枢

气冲

【**定位**】在腹股沟，横平耻骨联合上缘，前正中线旁开 2 寸，动脉搏动处（图 5-2-10）。

【**功效**】调和营血，理气止痛，濡润宗筋。

【**主治**】失眠、眩晕、肠鸣、腹痛、痛经、月经不调、疝气、阳痿、遗精等病症。

气冲穴为气之出路，施用手法可温养气血，使气血生化有源，达到治疗脾气不足或上冲的目的。此外，刺激气冲可调理冲任，以治疗冲任不固、下元虚寒诸证，尤其擅治妇人痛经与月经不调。气血不足者在行经时血海更虚而濡养不足，会引起月经期或行经后小腹部绵绵作痛，可按摩该穴以改善症状。

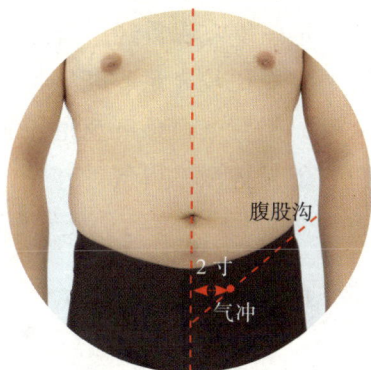

图 5-2-10 气冲

梁丘

【**定位**】在大腿前侧，髌底上 2 寸，股外侧肌与股直肌肌腱之间（图 5-2-11）。

【**功效**】缓痉止痛，理气和胃。

【**主治**】急性胃痛、膝关节肿痛、下肢活动不利等病症。

梁丘穴在大腿前侧膝盖附近，"梁"指屋梁或堤坝，具有约束经水的作用；"丘"指土丘，形容膝关节上方因肌肉收缩形成的隆起。梁丘即是髌

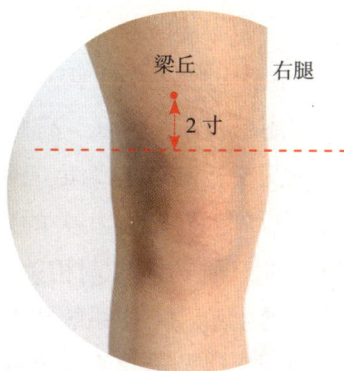

图 5-2-11 梁丘

骨（梁）与膝上肌群（丘）之间的凹陷处，其位于肌肉隆起处，可约束胃经经水下行排泄，使经水"满溢越梁而过"。梁丘穴最常用于治疗胃痉挛，因胃痉挛导致腹部急剧疼痛时，按摩此穴可迅速缓解。此外，梁丘穴对于普通胃痛或其他原因造成的突发性心前区疼痛等，都有较为明显的缓解作用。

【简便取穴】坐位，髌骨外上缘上方凹陷正中即是此穴。

足三里

【定位】在小腿外侧，犊鼻穴下 3 寸，胫骨前嵴外一横指处（图 5-2-12）。

【功效】健脾和胃，扶正培元。

【主治】胃痛、呕吐、腹胀、腹泻、痢疾、便秘、下肢痿痹等症。

足三里穴属胃经。胃经被认为是多气多血之经，气血比较充足、旺盛，足三里为其合穴，合穴又是经脉气血最旺盛的位置。因此，刺激足三里穴能发挥激发胃气的作用，并能更为有效地促进气血的生成和运行，使气血旺盛、调畅。

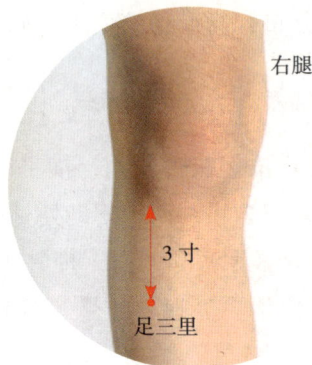

右腿

3寸

足三里

图 5-2-12　足三里

四、足太阴脾经穴

三阴交

【定位】在小腿内侧，内踝尖上 3 寸，胫骨内侧缘后际（图 5-2-13）。

【功效】健脾和胃，补益肝肾，调经止带，涩精止遗。

【主治】腹胀、腹泻、月经不调、不孕、遗精、阳痿、心悸、失眠、高血压、下肢痿痹等症。

三阴交，其名意为足三阴经之交会穴，故可治疗肝、脾、肾三脏相关的疾病，又因多数妇科疾病与此三脏功能失调相关，故多以之治疗妇科疾病。遇生殖、泌尿系统相关疾病，如遗精阳痿、小儿遗尿，以及消化系统疾病，如消化不良、肠鸣腹胀、泄泻等，也常选用三阴

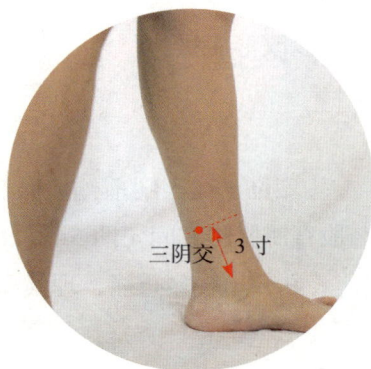

三阴交　3寸

图 5-2-13　三阴交

交穴来治疗。现代研究发现，三阴交穴具有调节免疫功能的作用，因此常与足三里穴配合，作为保健穴位使用。

【简便取穴】在小腿内侧，手四指并拢，小指下缘靠内踝尖上，示指上缘所在水平线与胫骨后缘交点即是。

阴陵泉

【定位】在小腿内侧，胫骨内侧髁下缘与胫骨内侧缘之间的凹陷中（图 5-2-14）。

【功效】健脾化湿，益肾调经，通利三焦。

【主治】腹胀、腹泻、水肿、小便不利、遗尿、痛经、膝关节痛等症。

阴陵泉具有明显的利湿作用。天气潮湿使人体感受湿邪，或贪凉饮冷使脾虚不能运化水湿，轻则周身湿重烦闷，重则见腹胀、腹泻、水肿等多种疾病，均属"湿"之为患，可选取此穴以温中运脾、化除水湿。

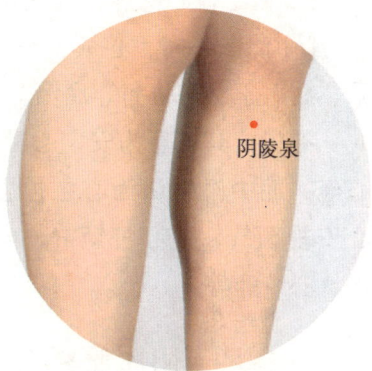

图 5-2-14　阴陵泉

【简便取穴】在小腿内侧，示指沿胫骨内缘向上推，抵膝关节下，胫骨向内、向上弯曲凹陷处即是。

大横

【定位】在腹部，脐中旁开 4 寸（图 5-2-15）。

【功效】行气止痛，健脾和胃。

【主治】腹痛、腹泻、便秘等症。

大横穴位于腹部脐旁。外邪侵袭，或内有所伤，以致气血运行受阻，或气血不足以温养，均可引起腹痛，推拿大横穴能温通经络、调和气血，缓解腹痛、腹泻、便秘等临床症状。

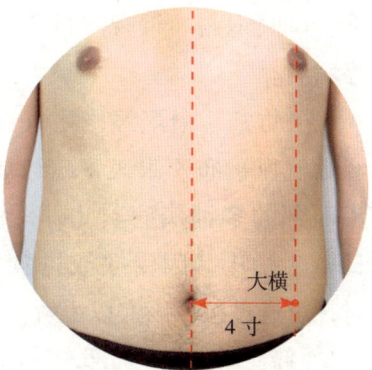

图 5-2-15　大横

【简便取穴】在腹部，由乳头垂直向下，与脐水平交点处即是。

五、手少阴心经穴

神门

【定位】在腕前区，腕掌侧远端横纹尺侧端，尺侧腕屈肌腱的桡侧缘（图5-2-16）。

【功效】益心安神，理气止痛，平肝息风。

【主治】心痛、心烦、心悸、健忘、失眠、痴呆、高血压、胸胁痛等症。

神门，其名意为安定心神的"门户"。因其属心经，而中医学认为心主神志，故刺激该穴可宁心安神调气，使心神镇静、安稳，主治失眠、心悸、心绞痛等。

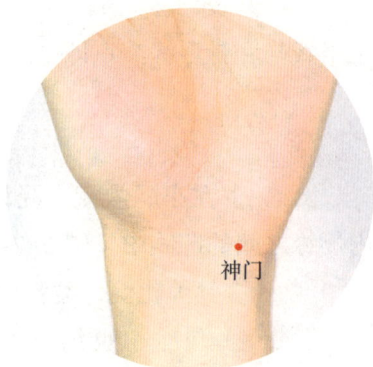

图 5-2-16　神门

六、足太阳膀胱经穴

攒竹

【定位】在面部，眉头凹陷中，额切迹处（图5-2-17）。

【功效】清热明目，祛风通络。

【主治】头痛、眉棱骨痛、眼睑眴动、眼睑下垂、口眼歪斜、近视、目赤肿痛、干眼症、呃逆等病症。

攒竹穴，攒聚经络之气血，刺激该穴可促进经脉气血覆布于眼表，疏通局部气血津液，治疗头面部的多种疾病。此外，攒竹穴可镇静降逆，日常生活中，因受寒或进食不慎等引起"打嗝"时，可通过按揉该穴以缓解。

【简便取穴】在面部，眉毛内侧端，按之凹陷处。

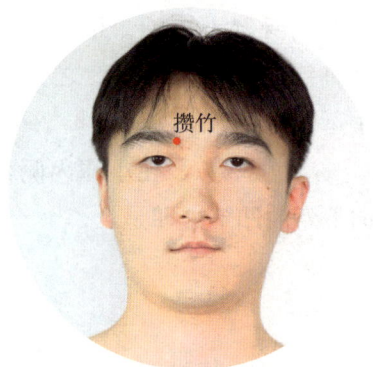

图 5-2-17　攒竹

肺俞

【定位】第3胸椎棘突下，旁开1.5寸（图5-2-18）。

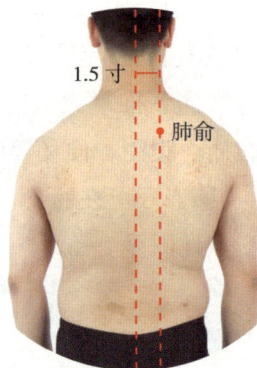

1.5 寸

肺俞

图 5-2-18　肺俞

【功效】补益肺气，补益虚损，清泄虚热，调和营血。

【主治】咳嗽、气喘、咯血等肺系疾患；骨蒸潮热、盗汗等阴虚病证。

【简便取穴】颈背交界椎骨高突处向下推 3 个椎体，其下缘旁开两横指处。

肝俞

【定位】第 9 胸椎棘突下，旁开 1.5 寸（图 5-2-19）。

【功效】疏肝利胆，理气明目。

【主治】胁痛、黄疸等肝胆病；目赤、目视不明、夜盲、迎风流泪等目疾；癫狂痫；脊背痛。

【简便取穴】肩胛下角水平与脊柱相交椎体处向下推 2 个椎体，其下缘旁开两横指处即是。

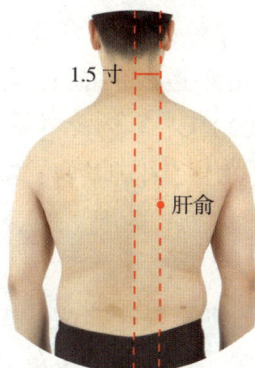

1.5 寸
肝俞

图 5-2-19　肝俞

脾俞

【定位】第 11 胸椎棘突下，旁开 1.5 寸（图 5-2-20）。

【功效】健脾摄血，调和营卫。

【主治】腹胀、纳呆、呕吐、腹泻、痢疾、便血、水肿等脾胃肠腑病证；背痛。

【简便取穴】脐水平线与脊柱相交椎体处，向上推 3 个椎体，其上缘旁开两横指处即是。

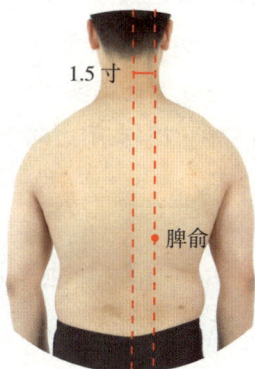

1.5 寸
脾俞

图 5-2-20　脾俞

胃俞

【定位】第 12 胸椎棘突下，旁开 1.5 寸（图 5-2-21）。

【功效】健脾和胃，消积化滞。

【主治】胃脘痛、呕吐、腹胀、肠鸣等胃肠病症。

【简便取穴】脐水平线与脊柱相交椎体处，往上推 2 个椎体，其上缘旁开两横指处即是。

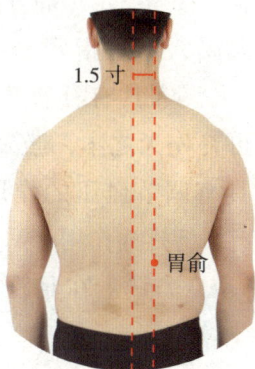

1.5 寸
胃俞

图 5-2-21　胃俞

七、足少阴肾经穴

涌泉

【定位】在足底部，约当足底第2、3趾蹼缘与足跟连线的前1/3与后2/3交点凹陷中（图5-2-22）。

【功效】补脾益肾，泻火养阴，开窍醒厥。

【主治】昏厥、中暑、头痛、头晕、失眠等病症。

涌泉属肾经穴位，按揉该穴可滋水涵木、平抑肝阳，对于高血压患者具有一定疗效。夏日中暑见头昏沉者也可按揉涌泉穴，起到开窍醒厥作

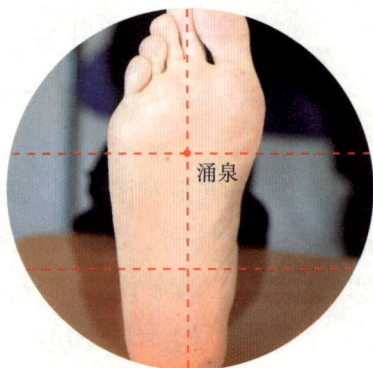

图5-2-22　涌泉

用。涌泉穴是人体治病、防病、保健之要穴，按摩涌泉穴可加速血液循环及代谢，减轻心脏负荷，降低血液黏稠度，长期坚持按揉涌泉穴可补肾填精、延年益寿、引热下行，对防治多种慢性病有佳效。

【简便取穴】用力向下弯曲脚趾，足底前1/3处出现的凹陷处即是。

太溪

【定位】在足踝部，内踝尖与跟腱之间的凹陷中（图5-2-23）。

【功效】清肝息风，温肾助阳，养心安神。

【主治】失眠、眩晕、健忘、耳鸣、耳聋、月经不调、腰痛、足跟痛等病症。

太溪穴，意指肾经在此形成较宽广的"溪水"。太溪穴具有补肾气、益肾阴、健脑髓的作用，可补先天之本，激发肾经经气，调节局部气血，具有调节血压的作用，适用于高血压患者，且具有缓解疼痛作用，适用于足跟痛患者。

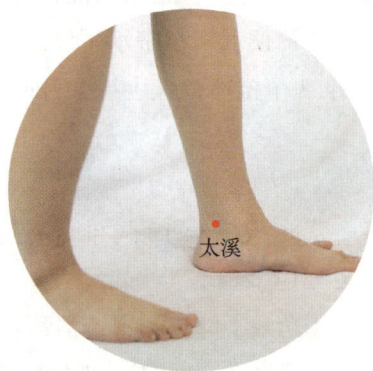

图5-2-23　太溪

【取穴方法】在足踝部，坐位垂足，由足内踝向后推至与跟腱之间凹陷处即是。

石关

【定位】在上腹部，位于脐上 3 寸，前正中线旁开 0.5 寸（图 5-2-24）。

【功效】降逆止呕，温经散寒，温肾助阳。

【主治】便秘、呃逆、眩晕、肥胖、呕吐、腹胀、痛经、月经不调等病症。

通过手法作用于石关穴，可治疗脾胃疾患，以使脾胃之气畅通，胃中浊气下降于小肠，布散水谷精微，通大小肠之气，使清气上升、浊气下降，增强消化吸收功能，使脾胃病症得解。石关穴属肾经，肾主生殖，且女子以血为先天，以手法作用于此穴，可促使气血运行、调和冲任，又可充养女子胞宫，以调理妇科疾患，气血运行调畅则症状缓解。

【简便取穴】在上腹部，脐上四横指，再旁开 0.5 寸即是。

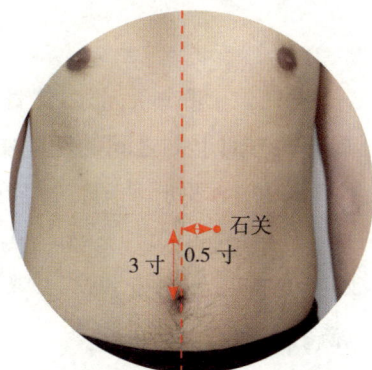

图 5-2-24　石关

八、手厥阴心包经穴

内关

【定位】在前臂前侧，腕掌侧远端横纹上 2 寸，掌长肌腱与桡侧腕屈肌腱之间（图 5-2-25）。

【功效】宽胸理气，和胃降逆，养心定神。

【主治】心痛、胸闷、胃痛、呕吐、呃逆、中风、偏瘫、眩晕、失眠、郁证等症。

内，指人体内部；关，指关卡。内关其名即指人体内部的关卡。推拿内关穴能够疏理心、胸、胃等部位的气血，具有宽胸理气、和胃化痰、宁心安神的功效，能够在一定程度上缓解胃脘胀满、呃逆、呕吐、心胸憋闷不适、咳嗽痰出不畅、睡眠质量低下及失眠等症。

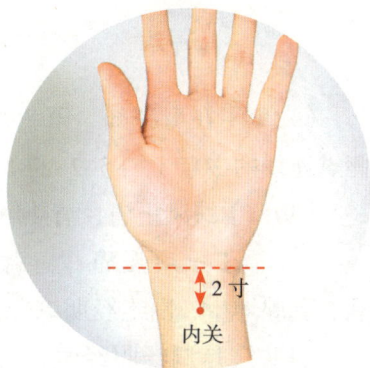

图 5-2-25　内关

【简便取穴】在前臂内侧，从腕横纹向上三横指，两条索状筋之间即是。

九、足少阳胆经穴

风池

【定位】在颈后部，枕骨之下，胸锁乳突肌上端与斜方肌上端之间的凹陷中（图5-2-26）。

【功效】平肝潜阳，宣肺通窍，消肿祛邪。

【主治】中风、癫痫、头痛、眩晕、失眠、耳鸣、耳聋、外感发热、感冒、颈项强痛、肩周炎等病症。

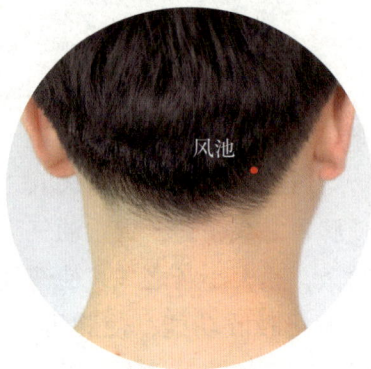

图5-2-26　风池

风池擅长预防、治疗一切与"风"相关的疾病。自然界中存在风邪，邪气太过则可致病，外风所致之病多表现为恶风、发热、头晕头痛、口眼歪斜、关节游走性疼痛等；内风多因热盛、血虚等脏腑功能失调导致，可引起癫痫、中风、眩晕、四肢抽搐等。经常按揉风池，能清利头面、疏通经脉、醒脑安神，并可缓解颈项疼痛不适等。

【简便取穴】颈后部，头骨后侧下端两条大筋外缘陷窝中，与耳垂齐平处即是。

肩井

【定位】在肩胛部，第7颈椎棘突与肩峰最外侧点连线的中点（图5-2-27）。

【功效】祛风止痛，清热解毒，软坚散结。

【主治】颈项强痛、肩背疼痛、上肢活动不利、乳腺增生、围绝经期综合征等病症。

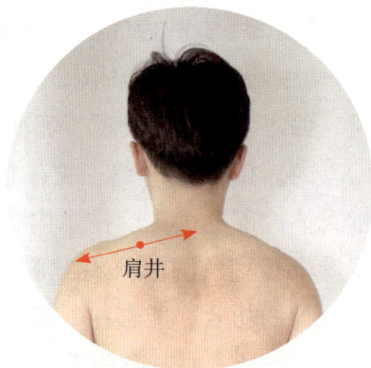

图5-2-27　肩井

肩井穴是调畅胆经气血的枢纽。胆经气血运行异常，可见关节屈伸不利、双侧胁肋部闷痛、免疫功能降低、烦躁失眠等，或导致乳腺疾病、高血压。以手法刺激此穴，可改善胆经气血不和。肩井穴位于肩部，按压该穴可较好地缓解颈肩部肌肉紧张、僵硬的状态。此外，肩井穴最善通经活络，有鼓舞气血运行到周身的作用。

带脉

【定位】在侧腹部，第11肋游离端垂线与脐水平线的交点上（图5-2-28）。

【功效】调和气血，温经散寒，缓急止痛。

【主治】胃痛、泄泻、便秘、呃逆、痛经、围绝经期综合征、阳痿、遗精、腰痛、胁肋部疼痛等病症。

人体经脉皆为上下纵行，只有带脉宛如腰带环腰一周，"捆住"人体纵行诸经，其失约与紧束皆可致病。带脉穴可调节带脉，亦可健运脾胃、疏理肝气，调节气机升降出入，以调动周身气血，使气血通达四肢。此外，以手法刺激带脉穴可治疗痛证，如腰腹痛，通过调畅气血，使患处气血通畅，则疼痛自除。

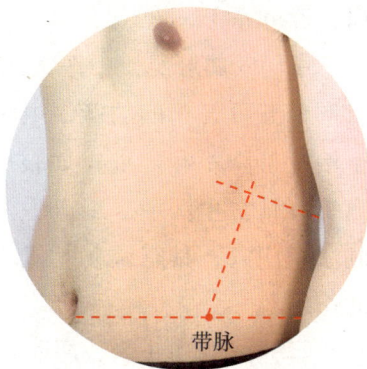

图 5-2-28　带脉

阳陵泉

【定位】在小腿外侧，腓骨头前下方凹陷中（图5-2-29）。

【功效】疏肝理气，和胃止呕，补益肾气。

【主治】黄疸、胁痛、口苦、呕吐、吞酸、膝肿痛、肩痛等症。

中医学认为阳陵泉为"筋会"，是治疗筋病的要穴，凡是和筋相关的病症均可使用该穴，特别是下肢的筋病，如坐骨神经痛、膝关节退行性改变、下肢痉挛抽搐、中风后遗症等疾患。此外，该穴是胆经经气汇聚之处，可治疗和胆经相关的疾病，如肝炎、胆囊炎等引起的疼痛，亦可改善口苦、口干、呕吐等症状。

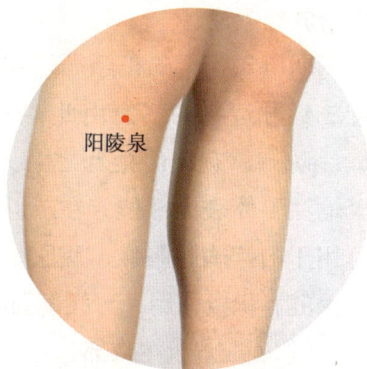

图 5-2-29　阳陵泉

十、足厥阴肝经穴

章门

【定位】在侧腹部，第11肋游离端下际（图5-2-30）。

【功效】疏肝理脾，散结止痛。

【主治】腹痛、腹胀、肠鸣、腹泻、呕吐、胁痛、黄疸等症。

章门穴属肝经，中医学认为其为"脏会"，具有调节五脏气机的功能，主治五脏杂证，尤多用于治疗肝脾不和之证，如腹痛、腹胀、呕吐、胁痛等。日常生活中，用双手推揉两侧胁肋部，可刺激章门穴，具有调畅气机、促进脾胃运化功能的作用。

图 5-2-30　章门

【简便取穴】正坐，屈肘合腋，侧腹部肘尖所指，按压有酸胀感处即是。

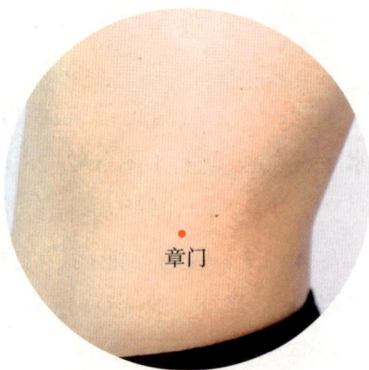

期门

【定位】在胸部，第 6 肋间隙，前正中线旁开 4 寸（图 5-2-31）。

【功效】疏肝理气，调和肝脾，降逆止呕。

【主治】胸胁胀痛、呕吐、呃逆、腹胀、腹泻、乳痈等症。

期门穴为十二正经循行在体表最后一处止穴，十二经脉运行的气血由此转入体内，也是体表的最后防御，有关门拒邪之意。该穴是肝脏之气结聚输注于体表的部位，在疏肝理气方面具有优势，

图 5-2-31　期门

可用于治疗胸胁胀痛、腹胀、呕吐等疾病。对女性而言，按揉期门穴对乳腺的日常保健有积极作用，可缓解月经期出现的乳房胀痛等症。

【简便取穴】在胸部，自乳头垂直向下推 2 个肋间隙，按压有酸胀感处即是。

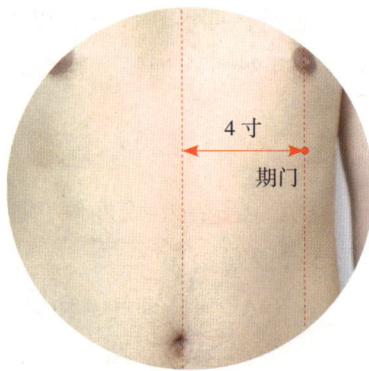

十一、督脉穴

大椎

【定位】在脊柱区，第 7 颈椎棘突下凹陷中，后正中线上（图 5-2-32）。

【功效】清热息风，止咳平喘。

【主治】恶寒发热、咳嗽、气喘、癫狂痫、项强、脊痛、风疹、痤疮等症。

大椎穴为"诸阳之会"，为督脉与诸阳经的交会处，全身的阳脉会聚于此。若

阳气被风寒所闭，可从此处疏通开泄；若体内阳热过盛，可从此处泄热。按揉大椎穴，可治疗外感风寒所致的发热恶寒、头痛等症，亦可治疗风热感冒高热、睑腺炎、痤疮等热症。

【简便取穴】低头，颈背交界处高突之锥体，其下缘凹陷处即是。

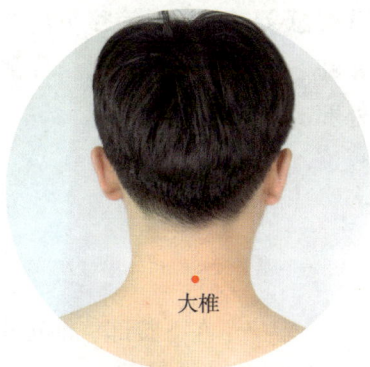
图 5-2-32　大椎

百会

【定位】在头部，前发际正中直上 5 寸（图5-2-33）。

【功效】升举阳气，益气补虚，补脑安神。

【主治】失眠、健忘、神经衰弱、痴呆、头痛、眩晕、脱肛、胃下垂等病症。

百会穴在头顶，为人体最高部位，谓之"承天气"，且为多条经脉交会之处，能通达阴阳脉络，连贯周身经穴，可调节机体阴阳平衡。以手法刺激百会穴，可对中枢神经系统产生正向调节作用，如改善脑神经失调、促进脑血管循环、增加脑血流量等，并对中气下陷导致的脱垂性疾病具有较为明显的升提作用。在日常保健中，经常按揉百会穴，可增强记忆力、缓解脱发、改善睡眠。

【简便取穴】在头部，两耳尖向上连线与头正中线相交处，按压有凹陷处即是。

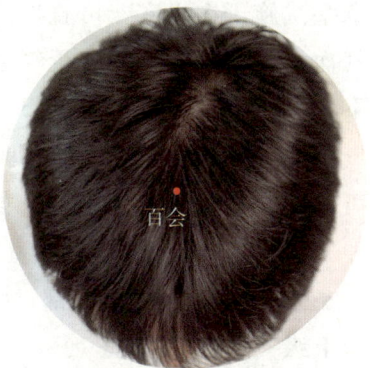
图 5-2-33　百会

印堂

【定位】在头部，两眉毛内侧端中间的凹陷处（图 5-2-34）。

【功效】醒脑调神，息风止痛，通经活络。

【主治】痴呆、失眠、健忘、头痛、眩晕、小儿惊风、鼻衄、鼻渊等症。

印堂穴为"上丹田"藏神之处，对于调神有

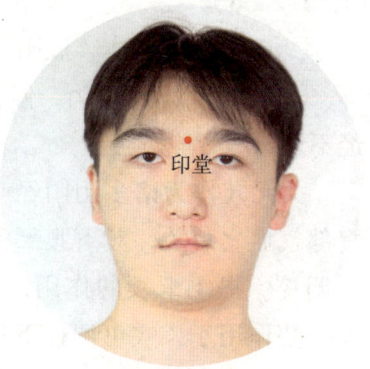
图 5-2-34　印堂

重要意义，可用于治疗头晕、头痛、失眠、健忘、抑郁等常见病；亦可用于缓解鼻衄、鼻塞流涕等症状。日常生活中按揉印堂穴，还可预防伤风感冒，提高抵御外邪的能力。

十二、任脉穴

中极

【定位】在下腹部，前正中线上，脐下4寸（图5-2-35）。

【功效】补气益中，涩精止遗，调经止带。

【主治】便秘、下腹胀、水肿、小便不利、月经不调、遗精等病症。

中极穴是人体上下左右的中心，人体元气聚藏在此，临近膀胱、子宫等下腹部脏器。脏腑推拿手法施于中极穴，可直接刺激有形脏腑，调畅气血，调和脏腑功能，行气通经止痛，以治疗带下、月经不调、遗精等疾患。中极穴还是脏腑之气汇聚之所，具有畅达气机、化气利水的功效，可治疗肾、膀胱相关疾患，如下腹胀、水肿、小便不利等症。

【简便取穴】在下腹部，前正中线上，耻骨联合上缘一横指处即是。

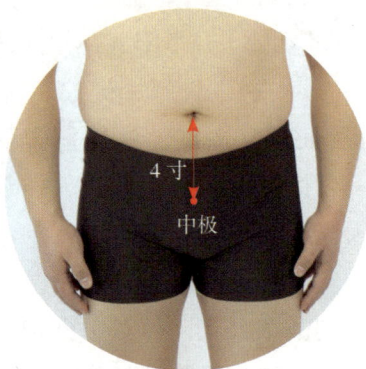

图5-2-35　中极

关元

【定位】在下腹部，前正中线上，脐下3寸（图5-2-36）。

【功效】培元固本，温阳散寒，补气养血。

【主治】胃痛、泄泻、便秘、肥胖、痛经、月经不调、虚劳等病症。

关元穴作为诸多阴阳经交会之处，为人体下腹部气血之总关，对下腹部深层气血运行具有总领调控、提纲挈领的作用，是回阳固脱之要穴。以手法作用于该穴可调控下焦气血运行走向，调畅一身阳气，并通过调理冲任二脉来调节全身气

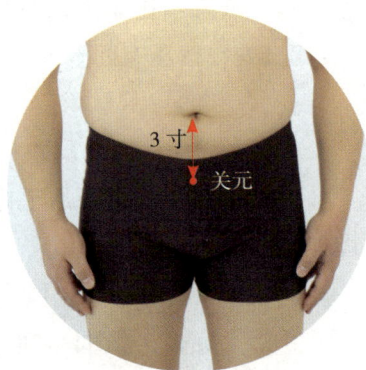

图5-2-36　关元

血，常用于治疗泄泻、痛经等下元虚损类病证。此外，该穴尚能强腰健肾，并促进周身水液运输、布散，具有调理膀胱功能、加快新陈代谢之功，改善因膀胱功能异常而出现的排尿困难等症。

【简便取穴】在下腹部，前正中线上，脐中央向下四横指处即是。

气海

【定位】在下腹部，前正中线上，脐下 1.5 寸（图 5-2-37）。

【功效】培补元气，益肾固精，调畅气机。

【主治】虚脱、乏力、腹泻、痢疾、便秘、小便不利、遗精、月经不调等症。

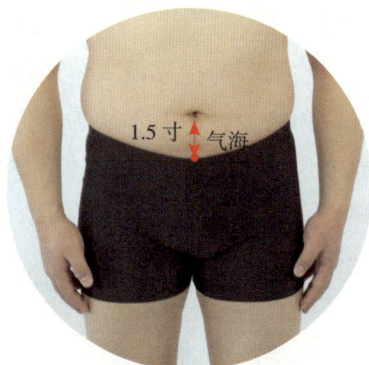
图 5-2-37　气海

气海穴位于下腹部丹田附近，为大气之所归，犹百川之汇海者。气海穴与肺气息息相关，而肺朝百脉，故气海穴对于全身气机的调畅具有重要意义，属于养生的重要穴位，可用于治疗脏气虚惫、真气不足和下焦气机失调所导致的小腹疼痛、脐下冷痛、遗尿、阳痿、崩中带下及四肢乏力等病症。

神阙

【定位】在腹部，即脐中央（图 5-2-38）。

【功效】回阳固脱，调补冲任，补中益气。

【主治】胃痛、腹胀、泄泻、便秘、小便不利、痛经、月经不调、虚脱、中风脱证等病症。

神阙为生命之根、先天神气聚集之所，为回阳固脱之要穴。该穴位于全腹中部，上腹部与下腹部分界点，深部为大小肠。通过手法作用于该穴有利于引气血向周身输布，可温阳补气、调经止痛，治疗腹部寒冷诸症，如脾胃阳虚所致的泄泻、胃痛、腹胀等疾患；并可促进小肠泌别清浊

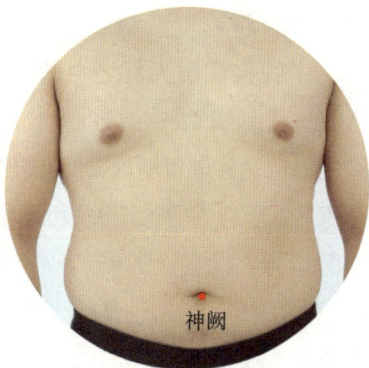
图 5-2-38　神阙

及大肠传导，促进水谷精微清气输布全身、糟粕浊气排出体外，以调畅肠道气机、调节水液代谢。

建里

【定位】在上腹部，前正中线上，脐上3寸（图5-2-39）。

【功效】健脾和胃，理气宽中，化积除痞。

【主治】胃痛、呕吐、食欲不振、腹胀、腹痛、水肿等症。

建里，即指建设人体内部中焦之气。建里穴正居胃腑之上，中医学认为其为脾之居，是人体内形成中焦脾胃之气的穴位。推拿手法施于建里穴，对脾胃之气有明显的调节作用，能够有效增加食欲，健运脾胃，补人体之虚，有益身体健康。

【简便取穴】在上腹部，前正中线上，脐中央向上四横指处即是。

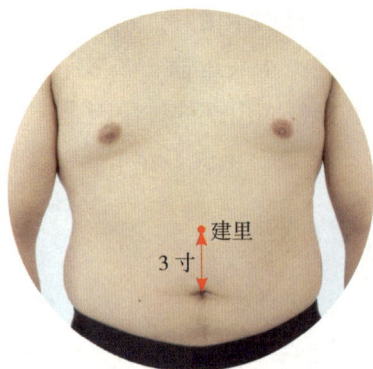
图 5-2-39　建里

中脘

【定位】在上腹部，前正中线上，脐上4寸（图5-2-40）。

【功效】健胃消食，调和肝脾，健脾益气。

【主治】胃痛、便秘、腹泻、消化不良、失眠、肥胖等病症。

中脘穴深层为胃之中部，通过手法作用于该穴，可促进胃肠蠕动，并帮助食物腐熟转运，通过调节水谷之海以达到健胃消食、调和肝脾的功效，从而治疗饮食积滞、脾胃虚弱等相关病证。此外，中脘穴尚能调畅气血运行，使气血通畅、心神宁静，从而改善失眠。

【简便取穴】上腹部，肚脐与剑胸结合连线的中点即是此穴。

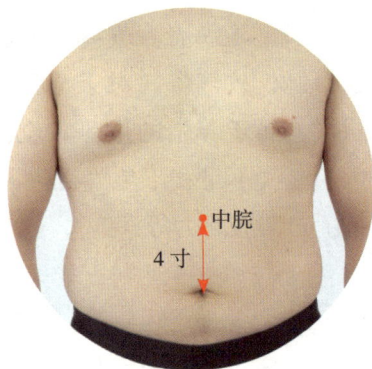
图 5-2-40　中脘

巨阙

【定位】在上腹部，前正中线上，脐上6寸（图5-2-41）。

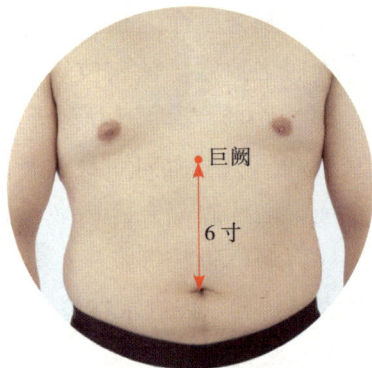
图 5-2-41　巨阙

【功效】益心安神，定悸止惊，开窍醒神。

【主治】胃痛、腹胀、泄泻、失眠、心悸、不寐、痛经、月经不调等病症。

巨阙穴是心气汇聚于胸腹部的位置，施手法于此穴可开胸顺气、平冲降逆，用以治疗心气不足、气滞、气逆所致病证，如心悸、不寐、胸痹等。此穴位于食管和胃上口相会处，是开胃纳气之主穴，施以手法还可治疗食欲不振、气逆上冲等症。

膻中

【定位】在胸部，前正中线上，横平第4肋间隙（图5-2-42）。

【功效】安心定悸，降逆止呕，宽胸理气。

【主治】咳嗽、气喘、胸闷、心悸等病症。

膻中穴为宗气会聚之处，刺激该穴后可感到腹内气体流动，胸部舒畅轻松，同时可使胃肠蠕动明显增强，改善胃肠功能较差者的临床症状。膻中穴又能激发、调节上焦心肺功能，具宁心安神之效，可推动气血以滋养心神，擅长治疗胸痹心痛、咳嗽、哮喘等。以捋法作用于膻中穴，可疏理气机，助肺气宣降，宽胸理气，使肺、胃之功能如常，诸症得解。

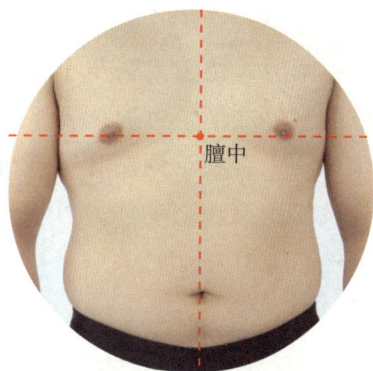

图5-2-42　膻中

十三、经外奇穴

太阳

【定位】在头部，眉梢与目外眦之间，向后约一横指的凹陷中（图5-2-43）。

【功效】清肝明目，通络止痛，解除疲劳。

【主治】近视、视疲劳、干眼症、头痛、眩晕、面瘫、失眠、健忘等病症。

太阳穴是多块颅骨的交会之处，神经血管丰富，按揉该穴可加快血流速度、改善局部微循环，促进组织新陈代谢，达到缓解视疲劳、预防近视眼的作用；且太阳穴深部为大脑颞叶，故与精神

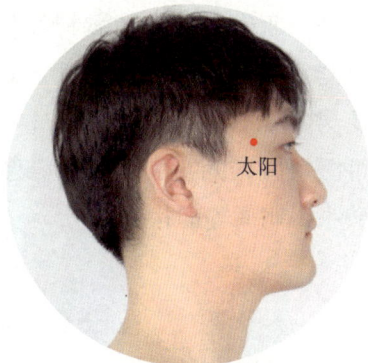

图5-2-43　太阳

情志变化相关，通过手法刺激可使大脑皮层相关神经发出良性信号，从而调畅情志、安神助眠、振奋精神。

阑门

【定位】在上腹部，前正中线上，脐上1.5寸（图5-2-44）。

【功效】升清降浊，调畅气机，通调冲任。

【主治】胃痛、泄泻、消化不良、便秘、痛经、月经不调等病症。

阑门穴位于大肠与小肠交会处，水谷运化经过的暂停之所，可通调上下之气。通过手法作用于该穴，有利于调畅脾胃气机，促进小肠受盛化物及泌别清浊之功能，可治疗消化不良、水饮痰湿停滞等相关病证。

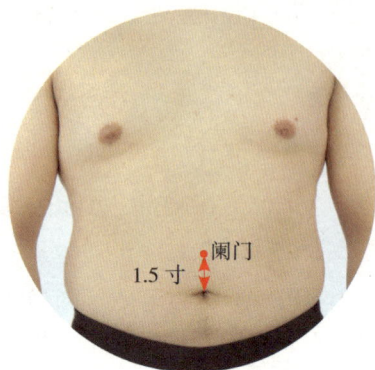

图5-2-44 阑门

八髎

【定位】在骶区，分别正对第1~4骶后孔中（图5-2-45）。

【功效】补脾益肾，温肾助阳。

【主治】腰痛、便秘、泄泻、腰骶痛、月经不调、痛经、遗精、阳痿等病症。

八髎是上髎、次髎、中髎、后髎的总称，分别对应八个骶后孔，受到手法刺激时可通过局部神经、肌肉、筋膜和骶神经传导作用于附近的组织器官及肌肉，从而治疗肠道、泌尿系统、妇科及男科病症。日常生活中，以手法推擦八髎穴，可缓解腰椎间盘突出、腰椎管狭窄等引起的腰痛症状，并改善伴发的下肢麻木、酸胀、刺痛等症状。

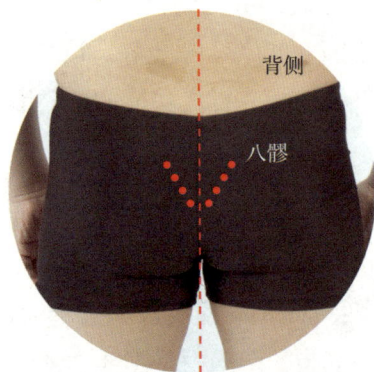

图5-2-45 八髎

技法篇

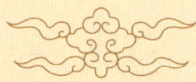

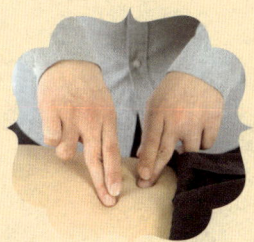
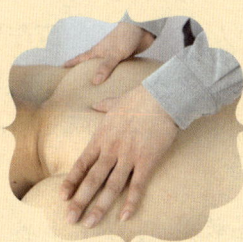
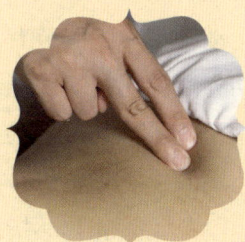

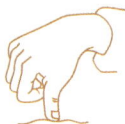

第六章
脏腑推拿常用手法

在推拿学几千年的发展过程中，历代医家在临床实践中发明、创造了许多推拿手法。这些手法在操作技巧、发力方式、作用效果方面各有特点与规律。津沽脏腑推拿手法以中医理论为基础，将恰当的手法组合运用，以通调脏腑气机、扶正祛邪。津沽脏腑推拿流派在其百年形成发展史中，在对传统中医推拿理论进行传承、创新的同时，也形成了特色明显的技能、技法。津沽脏腑推拿在治疗方法上以温、通、补、泻、汗、和、散、清八种基本治法为纲，以法合脏腑为目，不仅提高了手法操作的针对性，而且丰富了手法组合的方案，能够更全面地适应临床需求。

第一节　单式手法

一指禅推法

一指禅推法是以拇指端或螺纹面着力，通过腕部的往返摆动，使所产生的力通过拇指持续不断地作用于施术部位或穴位上。

一指禅推法

【**手法操作**】以拇指端或螺纹面着力于体表施术部位或穴位上。拇指自然伸直，余指的掌指关节和指间关节自然屈曲。沉肩、垂肘、悬腕，前臂主动运动，带动腕关节有节律地左右摆动，使所产生的功力通过拇指端或螺纹面轻重交替、持续不断地作用于施术部位或穴位上，频率为每分钟 120~160次（图 6-1-1）。

【**动作要领**】一指禅推法操作时要求术者姿势端正，精神内守，肩、肘、腕各部位贯穿一个"松"字，做到蓄力于掌，发力于指，将力集中于拇指端，才能使手法刚柔相济、形神俱备。

（1）沉肩：肩关节放松，肩胛骨自然下沉，不

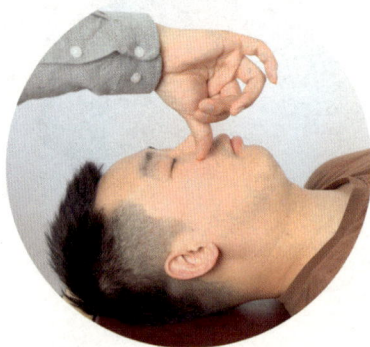

图 6-1-1　一指禅推法

要耸肩用力，以腋下空松能容一拳为宜。

（2）垂肘：肘关节自然下垂，略低于腕部。肘部不要向外支起，亦不宜过度夹紧内收。

（3）悬腕：手掌自然垂屈，在保持腕关节放松的基础上，尽可能屈腕至90°。腕部在外摆时，尺侧要低于桡侧，回摆到最大时，尺侧与桡侧持平。

（4）指实掌虚：拇指端自然着实吸定于一点，切忌拙力下压，其余四指及掌部要放松，握虚拳。前臂摆动产生的力通过拇指轻重交替作用于体表，外摆和回摆时着力轻重为3∶1，即"推三回一"。

（5）紧推慢移：一指禅推法在体表移动操作时，前臂维持较快的摆动频率，即每分钟120~160次，但拇指端或螺纹面在体表上移动的速度要慢。

小贴士 一指禅推法在操作时，拇指应吸定于一点，不能随着腕部的摆动而在体表上滑动或摩擦，循经推动时，应在吸定的基础上缓慢移动。

揉法

揉法是用手指（拇指、示指、中指单指，或示指、中指、无名指并拢）、手掌大鱼际及掌根部，在身体上一定的治疗部位，通过圆形或螺旋形移动，使着力面在治疗部位有节奏地揉动的手法。临床上常与按法复合使用，称为按揉法。

揉法

【手法操作】

（1）指揉法：以手指螺纹面着力于治疗部位，做轻柔和缓的圆形或螺旋形移动，可单指操作，亦可二指、三指同用（图6-1-2）。

（2）鱼际揉法：以大鱼际或小鱼际着力于治疗部位，做轻柔和缓的圆形或螺旋形移动（图6-1-3）。

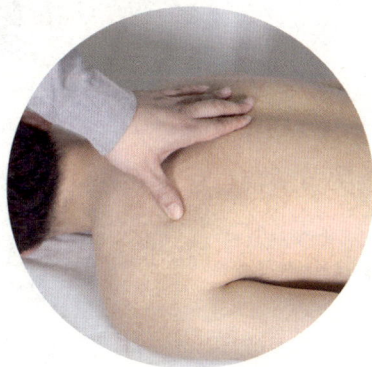

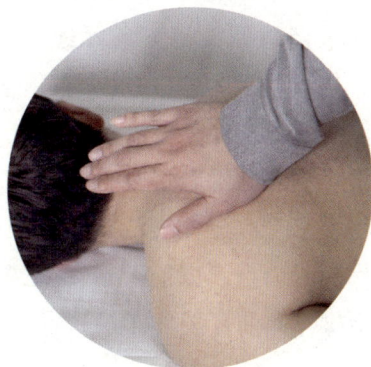

图 6-1-2 指揉法　　　　图 6-1-3 鱼际揉法

（3）掌揉法：以手掌着力于治疗部位，做轻柔和缓的圆形或螺旋形移动，可用单掌操作，也可在治疗部位将双掌重叠用力按揉（图6-1-4）。

【动作要领】揉法操作时，应以肢体的近端带动远端做小幅度的环旋揉动，如用前臂带动腕、掌做掌揉法。着力点要吸定于治疗部位，带动深层组织一同运动，不能在体表有摩擦。揉动的幅度要适中，不宜过大或过小。

图6-1-4　掌揉法

小贴士 揉法应该做到均匀、连续。揉腹时可稍稍用力，以便带动腹部皮下组织运动，但不应用力过度，更不可使用蛮力按压腹部。

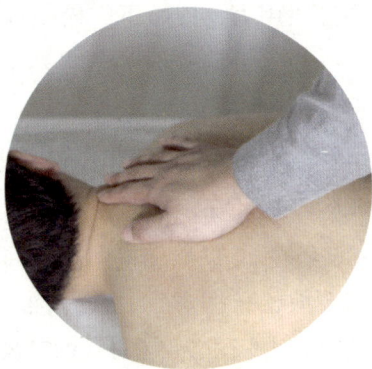

摩法

摩法是以示指、中指、无名指指面或手掌面，随腕关节做主动、环形、有节律的抚摩运动（即小幅度划圈），使着力面在治疗部位进行有节奏的摩擦的手法，可分为指摩法、鱼际摩法、掌摩法。

【手法操作】

（1）指摩法：施术者指掌部自然伸直、并拢，腕关节微屈，将示指、中指和无名指的末节指面附着于穴位或治疗部位。操作时沉肩、垂肘，以肘关节为支点，前臂做主动摆动，带动腕、指在体表做环旋摩动（图6-1-5）。

（2）鱼际摩法：施术者指掌部自然伸直、四指并拢，腕关节微屈，将大鱼际或小鱼际附着于治疗部位，以前臂带动腕、鱼际在体表做环旋摩动，余操作同前（图6-1-6）。

（3）掌摩法：施术者手掌自然伸直，腕关节微背伸，而后将手掌平放于体表治疗部位或穴位，以掌心或掌根部作为着力点，以前臂带动腕、掌在体表做环旋摩动，余操作同前（图6-1-7）。

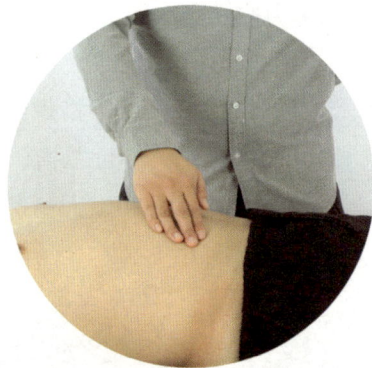

图6-1-5　指摩法

指摩法　　大鱼际摩法　　掌摩法

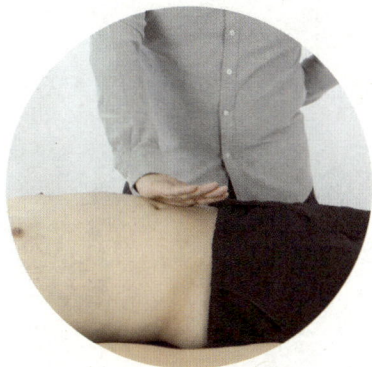

图 6-1-6　鱼际摩法（大鱼际）　　　　图 6-1-7　掌摩法

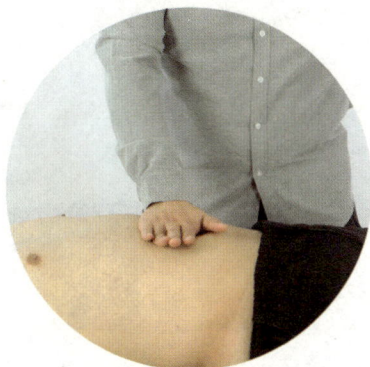

【动作要领】肩关节、肘关节及手臂放松，肘关节弯曲。腕关节放松，掌指关节自然伸直，四指并拢。力度先轻后重，腕关节做主动环旋摩动时，要轻巧灵活。操作时指面或掌面要紧贴体表治疗部位，可沿顺时针或逆时针方向转动。摩动时用力要均匀，动作要轻柔，频率为每分钟 100~120 周。

小贴士　在腹部应用摩法时力度要轻，一般比抚摸稍微再加大些力量即可。

推法

推法是以拇指或掌根着力沿施术部位做单向直线推动的手法。根据施术部位的不同，推法可分为拇指推法、掌根推法两种。

【手法操作】根据手法作用部位的不同，受术者可选择仰卧位、坐位或站立位。用一手或双手拇指末节指腹或者掌根部位着力，自选择的施术部位起点开始，做直线单向的推动，推至终点后，再进行第 2 次推动，可根据具体病情反复操作数遍。

（1）拇指推法：肩关节及手臂放松，肘关节弯曲，腕关节微微弯曲。将一手或双手拇指螺纹面着力于选取部位的起点，其余四指自然伸展，作为辅助支撑，借助肘关节伸直时产生的力量，利用拇指及腕关节主动用力，使拇指在施术部位上从起点开始沿着单向直线缓慢推动至终点，往返数次（图 6-1-8）。

拇指推法

（2）掌根推法：肩关节及手臂放松，肘关节弯曲，将一手或双手掌根着力于选取部位的起点，五指自然伸展，借助肘关节伸直时产生的力量，利用掌根及腕关节主动用力，使掌根在选择的施术部位，从起点沿着单向直线缓慢推动至终点，往返数次（图 6-1-9）。

掌根推法

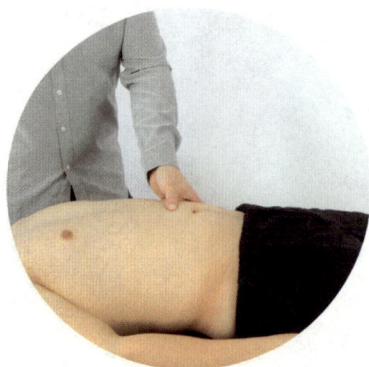

图 6-1-8　拇指推法　　　　　　　图 6-1-9　掌根推法

【动作要领】

（1）拇指推法：操作时拇指伸直，其余四指屈曲或握拳，以拇指指腹或桡侧缘着力，腕关节为支点，着力部位吸定治疗部位并带动深层组织，前臂带动拇指做直线推动，从起点单向缓慢推动至终点，推动幅度适中，速度均匀缓慢。

（2）掌根推法：操作时腕关节略背伸，五指伸直，以掌根部着力，肩关节为支点，掌根吸定治疗部位，上臂带动前臂及手掌沿直线单向推动，推动幅度相对较大，速度平稳适中，力量持续均匀。

小贴士　在实施推法的过程中，可以配合呼吸频率进行，呼吸要保持均匀，不可屏住呼吸，否则易出现血压波动、头晕等。

擦法

擦法是临床中较常用的推拿手法，主要取效于较强的摩擦力和产热效应，古时常用于自我保健按摩。擦法是以手掌掌面、指面、手掌侧缘作为着力面，在需要治疗的部位上做直线往返移动的手法。在具体应用时，根据施术部位的不同，擦法可分为掌擦法、指擦法、大鱼际擦法、小鱼际擦法。

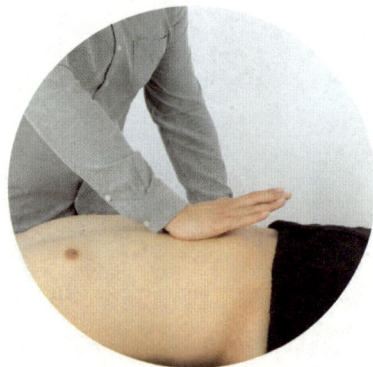

掌擦法　　指擦法　　小鱼际擦法　　大鱼际擦法

【手法操作】

（1）准备姿势：掌擦法要求前臂内侧与治疗部位相对，五指伸直，以全掌附着在治疗部位（图 6-1-10）；指擦法与掌擦法术式相似，而以示指、中指、无名指指面着力，紧贴治疗部位（图 6-1-11）；鱼际擦法要求以小鱼际着力（图 6-1-12）；大鱼际擦法要求掌面朝下，拇指伸直，第 1 掌骨内收并与示指并拢，以隆起的大鱼际肌腹附着在治疗部位（图6-1-13）。

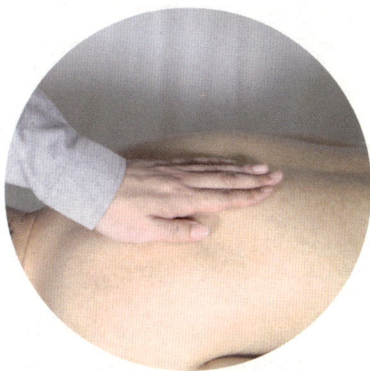
图 6-1-10　掌擦法

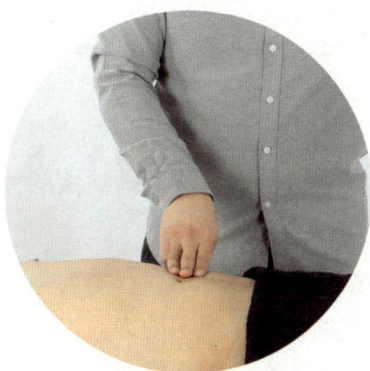
图 6-1-11　指擦法

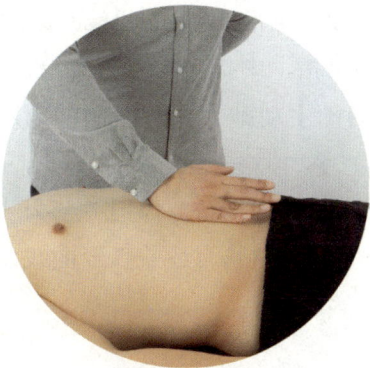
图 6-1-12　小鱼际擦法

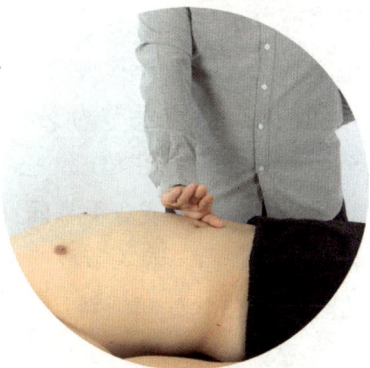
图 6-1-13　大鱼际擦法

（2）操作姿势：操作时，以往复进行的肩关节前屈、后伸，与肘关节伸展、屈曲，利于手法透热。指擦法一般以肘关节为支点，前臂做主动屈伸，往返距离宜短，利于手法提速。

【动作要领】在操作过程中，着力面要始终与治疗部位的皮肤贴紧，用力均匀、适中，不可过度用力；呼吸自然，动作连续不断而有节奏，频率为每分钟100~120次，每次治疗以局部发热为度；动作幅度要大，使推擦的距离尽量拉长，沿直线运动，不可歪斜。受术部位要充分暴露，一般应使用介质，如冬青膏、麻油、红花油等，有助于产热、增强疗效，以免造成皮肤损伤。

小贴士 擦法来回操作时需沿直线运动，不可歪斜，以免影响热能深透和出现手法意外。腕关节既要放松又要保持一定的紧张度，用力不可过重，否则产热过快，热量不能深透，且易擦破皮肤；用力不可过轻，否则热量不能积聚，同样不能深透；频率需均匀，否则影响热量的集聚和深透。操作环境应保持温暖，以免受术者受凉。操作后，一般不再施行其他手法，以免皮肤损伤。

抹法

抹法是用拇指螺纹面或掌面在体表做上下或左右、直线或弧形曲线抹动的一种手法，主要分为指抹法与掌抹法两种。

【手法操作】

（1）指抹法：以单手或双手拇指螺纹面置于一定的施术部位上，余指置于相应的位置以固定助力。以拇指的掌指关节为支点，拇指主动施力，做上下或左右、直线或弧形曲线的抹动，即做拇指平推、拉回，或做分推、旋推及合推，可根据施术部位的不同而灵活运用（图 6-1-14）。

指抹法

指抹法亦可以示指、中指与无名指螺纹面于额部操作。具体方法：受术者取仰卧位，施术者置方凳坐于其头端。以双手示指、中指、无名指螺纹面分置于前额部近正中线两侧，以腕关节为支点，掌指部主动施力，自前额部向两侧分抹，经太阳穴至耳上角，可重复操作数遍。

（2）掌抹法：以单手或双手掌面置于一定的施术部位。以肘关节为支点，前臂部主动施力，腕关节放松，沿上下或左右、直线或弧形曲线进行抹动（图 6-1-15）。

掌抹法

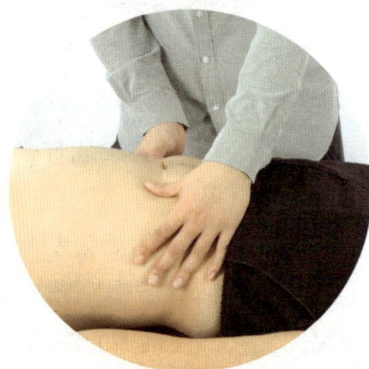

图 6-1-14　指抹法　　　　　图 6-1-15　掌抹法

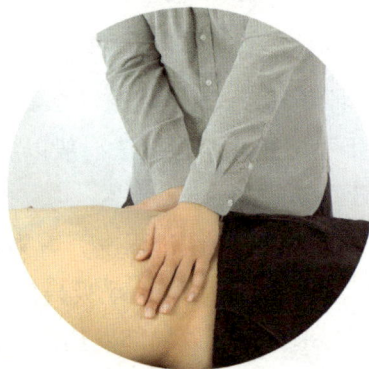

【动作要领】操作时手指螺纹面或掌面要贴紧施术部位皮肤。用力均匀适中，动作和缓灵活。

小贴士　抹法是或上或下，或左或右，或直线往来，或曲线运转的一种手法，可根据不同的部位灵活变化运用。抹动时施力既不可过轻，又不可过重。过轻则手法飘浮，抹而无功；过重则手法重滞，失去了灵活性。

按法

按法是以指面、掌面着力于体表治疗部位，由轻而重垂直向下平稳按压，按而留之的手法。根据施术部位不同，按法分为指按法、掌按法，而在津沽推拿特色手法中又包括层按法。

【手法操作】

（1）指按法：以单手拇指指面或双手拇指交叠着力于治疗部位，由轻而重垂直向下平稳按压。操作时以腕关节为支点，掌指部主动施力，当按压到治疗部位，受术者产生酸、麻、胀等感觉后，稍停片刻，然后松劲撤力（图6-1-16）。

指按法

（2）掌按法：以单手或双手掌面重叠着力于体表治疗部位，由轻而重垂直向下平稳按压。操作时以肩关节为支点，利用身体上半部重量，通过上臂、前臂及腕关节传至手掌部，垂直向下按压，余操作同前（图6-1-17）。

掌按法

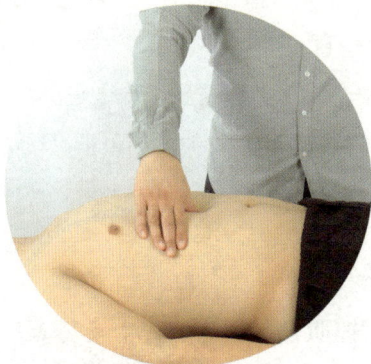

图6-1-16　指按法　　　　图6-1-17　掌按法

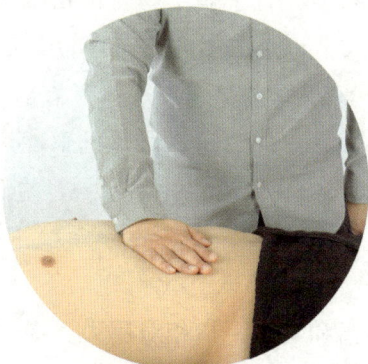

【动作要领】指按法和掌按法在操作时应垂直向下按压，不可偏移；力量应由轻而重逐渐平稳加压，使力量深入到深层，使局部产生酸、麻、重、胀等感觉持续数秒，再逐渐减压放松。

小贴士　行指按法时掌指关节及指间关节均应伸直；掌按法接触面积大，压力重，施力宜平稳而持续。

点法

点法刺激强，操作省力，具有类似针刺的效果，有明显的通经止痛作用，对于各种疼痛性疾病，如头痛、落枕、腰痛等，有较好的治疗作用。点法是从按法衍化而来，在应用时用指端或关节突起部着力于穴位或施术部位持续进行点压，主要包括指端点法、屈指点法、肘点法。操作点法时可以借助器械，如牛角棒、点穴棒。

拇指端点法　屈拇指点法　屈食指点法　肘关节点法

【手法操作】施术者手握空拳，拇指伸直并紧靠于示指中节，以拇指端着力于施术部位或穴位。前臂与拇指主动发力，使拇指端持续垂直点压，亦可采用拇指按法的手法形态，用拇指端进行持续点压（图6-1-18）。

【动作要领】点穴时取穴宜准，用力宜稳。用力要由轻到重，稳而持续，要使刺激充分到达人体深部组织，要有"得气"的感觉，以受术者能忍受为度。不可突施暴力，既不能突然发力，也不可突然收力。宜手握空拳，拇指螺纹面应贴紧示指中节外侧，以免用力时损伤拇指指间关节，点法用力方向宜与受力面相垂直。

图6-1-18　点法

小贴士　对年老体弱、久病虚衰的受术者不可施用点法，尤其是心功能不全者忌用。点后宜用揉法，以避免气血积聚，造成点法所施部位或穴位的局部软组织损伤。

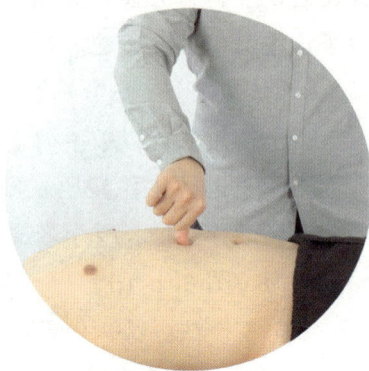

拿法

以拇指和其余手指相对用力，提捏或揉捏肌肤的手法，称为拿法。拿法是脏腑推拿常用手法之一，根据着力部位的不同可分为三指拿法、四指拿法与五指拿法。拿法常与揉法结合应用，形成拿揉复合手法。

三指拿法　四指拿法　五指拿法

【手法操作】

（1）三指拿法：以拇指与示指、中指的指面相对用力，捏住一定部位或穴位处的肌肤，逐渐收紧、提起。腕关节放松，通过拇指同其他手指的对称合力，进行轻重交替、连续不断的提捏或揉捏动作（图6-1-19）。

（2）四指拿法：以拇指与示指、中指、无名

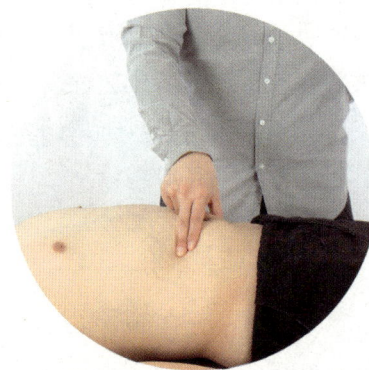

图6-1-19　三指拿法

指三指的指面相对用力，捏住一定部位或穴位处的肌肤，用力原则与方法同"三指拿法"（图6-1-20）。

（3）五指拿法：以拇指与示指、中指、无名指、小指的指面相对用力，捏住一定部位或穴位处的肌肤，用力原则与方法同"三指拿法"（图6-1-21）。

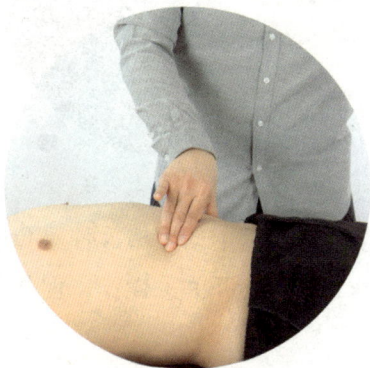

图 6-1-20　四指拿法　　　　　　　图 6-1-21　五指拿法

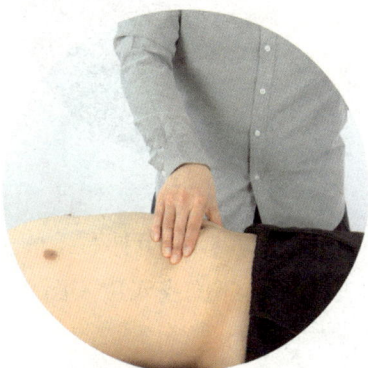

【动作要领】提时宜含有揉动之力，拿法实则为一复合手法，含有捏、提、揉三种成分。用拇指和其余手指面着力，不能用指端内扣；腕部要放松，使动作灵活，连绵不断，富有节奏感。拿法应注意动作的协调性，不可死板僵硬，不可太过用力，要在受术者肌肤要痛非痛、手指似滑动非滑动时松手，不能损伤受术者的皮肤及医师腕关节与手指屈肌肌腱、腱鞘。

小贴士　拿法是具有放松作用的一类手法，比较典型而有代表性，刺激较强，拿后常以揉摩继之，以缓和刺激。三指拿法多用于面积较小的部位，如拿风池及颈项两侧常用此法。

叩击法

叩击法是用拳背、掌根、掌侧小鱼际或指尖击打体表一定部位的一种手法。根据着力部位的不同，可分为拳击法、掌击法、侧击法和指击法。

【手法操作】

（1）拳击法：手握空拳，腕关节伸直。前臂主动施力，用拳背有节律地击打体表的一定部位或穴位（图6-1-22）。

拳击法　　掌击法　　侧击法　　指击法

（2）掌击法：手指伸直，腕关节背伸。前臂主动发力，用掌根有节律地击打体表的一定部位或穴位（图6-1-23）。

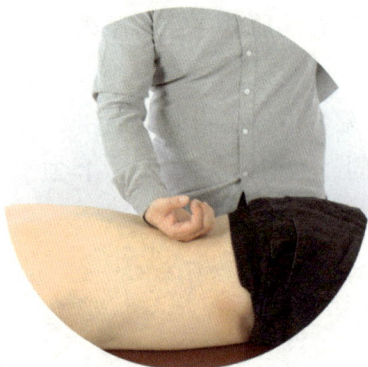

图 6-1-22　拳击法　　　　　　图 6-1-23　掌击法

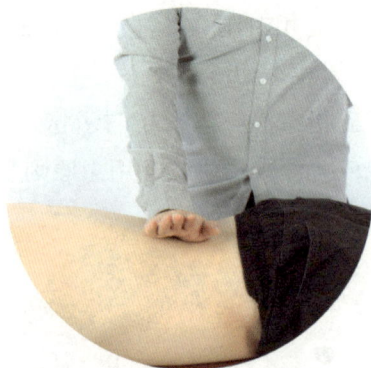

（3）侧击法：掌指关节伸直，腕关节背伸。前臂主动发力，使小鱼际有节律地击打体表的一定部位或穴位（图 6-1-24）。侧击法可单手操作，但一般以双手同时操作，左右交替进行。

（4）指击法：手指半屈，腕关节放松。前臂主动发力，指端有节律地击打体表的一定部位或穴位（图 6-1-25）。

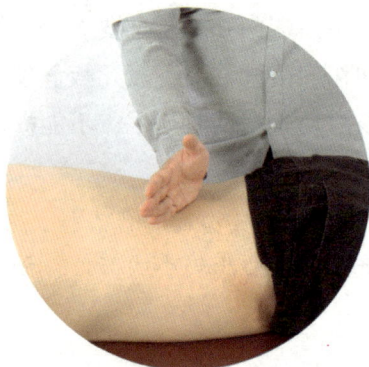

图 6-1-24　侧击法　　　　　　图 6-1-25　指击法

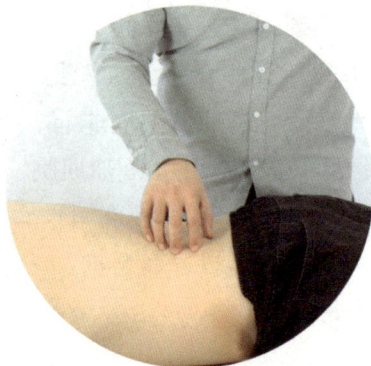

【动作要领】击打时用力要稳，要含力蓄劲，收发自如；击打时要有反弹感，一触及受术部位后即迅速弹起不要停留；击打动作要连续而有节奏，快慢要适中；击打的力量要适中，应因人、因病而异。

小贴士　拳击法适用于大椎、八髎、命门、腰阳关等腧穴；掌击法着力深透；侧击法适于背腰部操作；指击法适用于头部。击打不同部位时应使用不同的击打力度，因人、因病而异，避免暴力击打。

振法

振法具有镇静安神、温中理气、消积导滞等功能，主要用于头痛、失眠、胃下垂、胃脘痛、痛经、月经不调等病症。

应用振法时以手指螺纹面或掌面，置于体表的穴位或一定部位上，前臂肌群静止性用力，将其产生的高频率肌肉震颤通过指面或掌面传递到施术部位，也称为颤法、振荡法。用手指着力者为指振法；用手掌面着力者为掌振法。

【手法操作】

（1）指振法：施术者肩部、肘部放松，腕关节微屈，将示指及中指末节指面附着于穴位或治疗部位，手指伸直，肘部微屈，运用前臂和手部的静止性发力，使肌肉交替收缩，集中意念于指端而发生快速颤动（图 6-1-26）。

（2）掌振法：施术者肩部、肘部放松，用掌面按压穴位或一定的治疗部位，运用前臂和手部的静止性发力，使肌肉交替收缩，集中意念于掌面而发生快速颤动（图 6-1-27）。

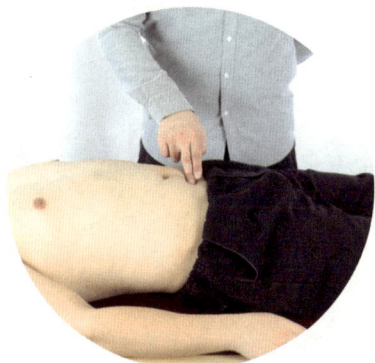

图 6-1-26　指振法　　　　　　图 6-1-27　掌振法

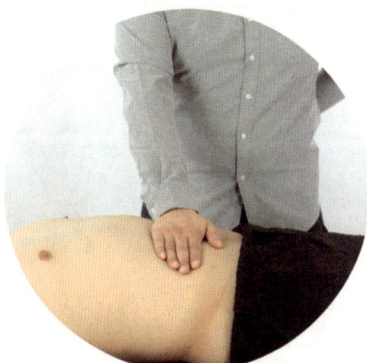

【动作要领】操作振法时，首先掌指部与前臂须静止性用力，指掌部保持自然下压的力度就可，不要额外施加压力。所谓静止性用力，是将手部与前臂肌肉绷紧，交替性发力产生振动，但不是做主动运动。其次，施术者的注意力要高度集中在手掌、指面，正所谓"意到气到""意气相随"，所以一般认为振法属于内功流派手法，靠意念和静止力结合而完成，并无外在表现。再次，要有较高的振动频率，本手法基于前臂肌肉的静止性发力，所以手部容易产生不自主的细微运动，这种细微的运动形成振动波，如同工厂的机器在运行时所发出的振动。

小贴士　振法操作时容易使施术者感到疲乏，应注意自身保护，掌握好操作时间，不可过久运用。同时可以参照本书第九章内容进行功法锻炼，以增强施术者身心素质。

插肩胛骨法

用示指、中指、无名指、小指四指指端沿肩胛骨内下缘向肩胛骨外上方插入的方法，称为插肩胛骨法，插法属补法，具有升提胃腑、益气健脾、疏经活血、解痉止痛的功效。

【手法操作】受术者取坐位或俯卧位，将左臂（或右臂）曲肘置于腰背部。施术者站于其后偏左侧（或右侧），右手（或左手）示指、中指、无名指、小指伸直并拢，掌心向上，指尖由肩胛骨内侧缘之膈关、谵谵穴向斜上方插入，直入肩胛骨内 2~3 寸，并停留片刻（图 6-1-28）。

【动作要领】

（1）施术时，动作缓和轻柔。

（2）用力逐渐由轻到重，再由重到轻，不可突然用力插入后突然放松退回。

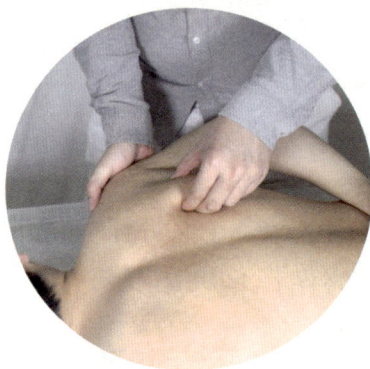

图 6-1-28　插肩胛骨法

小贴士　施术者指甲应修剪平滑，勿戴手表或戒指。受术者保持全身放松，呼吸自然，切勿屏气。

第二节　复合手法

拨按法

拨按法是将拨法和按法结合使用的复合手法，双手拇指分别深按于腹部特定部位，而后进行单向拨动，以达到开结通经、疏滞散瘀、调补气血的作用。津沽脏腑推拿中的拨按法多用于带脉。

【手法操作】施术者双手拇指伸直，以两拇指端分别着力于施术部位或穴位，其余四指自然放置于皮肤表面以助力，拇指适当用力下压到一定深度，待受术者有酸胀感，再做与肌纤维或肌腱、韧带呈垂直方向的单向拨动，力量由轻到重，以受术者耐受为度（图 6-2-1）。如果单指力量不够，亦可以双手拇指叠加进行操作。

【**动作要领**】拨动时拇指用力要实，即拇指不能在皮肤表面摩擦移动，指下需有肌肉或肌腱的滚动感。根据指下感觉的不同，拨按操作或久，或暂，或缓，或急，或轻，或重。如腹部表软而内硬，属实证，应稍用力按而拨之。

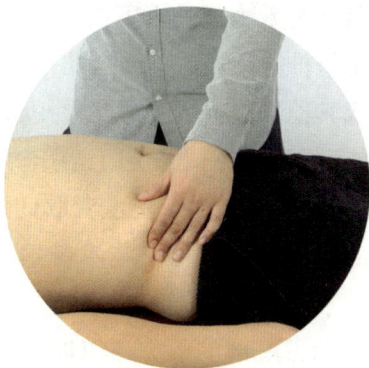

图 6-2-1　拨按法

小贴士 此手法刺激量比较大，在松解局部组织的同时，比其他松解手法更具渗透力，所以操作时一定要由轻到重，否则受术者会感到十分不适。

捏提法

捏提法是将四指和拇指指腹分别置于受术部位两侧，二者相对用力，缓缓向中心位置挤压，顺势将皮肤或皮下组织捏而提起的手法，双手或单手操作均可，多用于带脉或小儿肚角。

捏提法

【**手法操作**】施术者以单手或双手分别置于受术者特定经脉或部位，拇指伸直，其余四指并拢屈曲，拇指指腹与示指桡侧相对，吸定皮肤相对用力挤压，顺势捏而提起皮肤或皮下组织，然后反复做一捏一提、一拉一松的动作，操作几次后松开，待皮肤平复后再重复此操作（图 6-2-2）。

【**动作要领**】施术时，拇指指腹与示指桡侧同时用力，捏的力量稍重，借助腕部的桡偏动作进行捏提，在提的过程中手指要吸定皮肤，不可产生摩擦。根据病情和施术部位的不同，手指相对用力大小和移动速度亦应随之而变化；同时应注意配合受术者呼吸进行，呼气时手指放松，吸气时捏而提起。

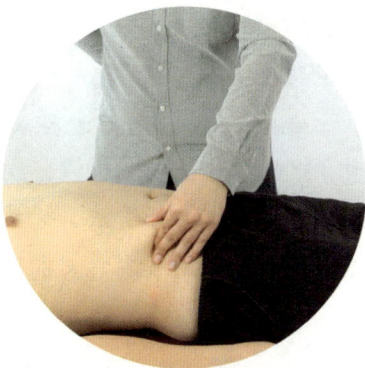

图 6-2-2　捏提法

小贴士 因捏提法的刺激强度较大，腹部相对而言对痛觉更敏感，尤其受术者初次接触该手法时，力量要循序渐进，以耐受为度。如果用于小儿，不可操作时间过长，而且为防止患儿哭闹影响手法的进行，往往放在治疗的最后环节使用。

推托法

将手放胃脘部的下方，将示指、中指、无名指、小指并拢，以四指指面和小鱼际为着力面，由下而上用力，推托起胃脘部，这样的手法称为推托法。推托法是将推法和托法相结合的一种复合手法，操作时先用托法承托起胃脘部或其他部位，然后再向上托起并向上推动，因此合称为推托法。推托法能升阳举陷，主要用于治疗胃下垂。

推托法

【手法操作】受术者取仰卧位，弯曲双膝和髋部，使腹部放松。施术者站立于受术者左侧，将左手示指、中指、无名指、小指并拢后放置于下垂的胃脘部的下方，以四指指面和小鱼际为着力面进行操作。操作时嘱受术者先深吸一口气，在其呼气时向上推托胃脘部，下一次吸气时停止推托，并在当前位置再用力深按，呼气时停止深按，再继续向上推托，依次进行至正常胃脘部的高度，由下向上反复推托 8~10 次（图 6-2-3）。

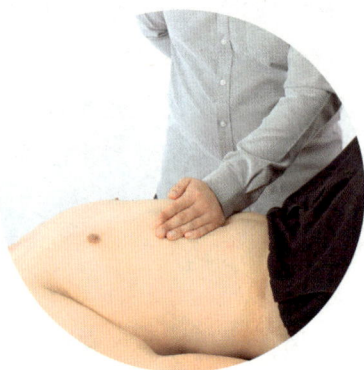
图 6-2-3　推托法

【动作要领】四指并拢，以掌根部着力，肩关节为支点，操作时嘱受术者先深吸气，后呼气，呼气时施术者向上推托其胃脘部，吸气时停止推托并用力深按，呼气时停止深按再继续向上推托。速度适中平稳，力量持续均匀。

小贴士 手法操作时要求受术者空腹，可选择清晨或者饭前进行。临床应用时，推托动作宜轻柔缓慢，受术者应保持腹部完全放松，不能紧张，如果出现腹部紧张则应该暂停手法，待受术者放松后再进行手法操作。手法动作随呼吸而行，不要造成呼吸凝滞，嘱受术者不能憋气。

第三节　津沽特色手法

层按法

施术者站于受术者左侧，以左手第 2 掌指关节附着于腹部特定部位或穴位上，右手掌根按压于左手第 2 掌指关节背面，随受术者呼吸缓慢下降、缓慢上抬，做不同深浅层面、力度、速度及停留时间的按压。操作时左手平直，左肘略直，右手自然微屈，右肘微屈，以肩带力，使力量均匀平稳。

层按法

在使用层按法时，可将腹部视为皮肤层、气血层、经络层、腰肾层、骨骸层五层。其中最上面第 1 层为皮肤层，凡病属风、气、虚或病在腠理者，归于此层；

第 2 层为气血层，凡病属气血亏虚者，归于此层；中间第 3 层为经络层，凡病内窜、传经或经络不通者，归于此层；第 4 层为腰肾层，凡病属脏腑实证者，归于此层；最深部第 5 层为骨骸层，凡病在骨内或脊髓中者，归于此层，按至此层常使受术者腰腹疼痛不适，故很少触及。

【手法操作】受术者取仰卧位，施术者位于其左侧，以左手第 2 掌指关节掌面附着于受术者特定部位或穴位，右手小鱼际或掌根叠压于第 2 掌指关节背面，随受术者呼吸运动操作。腹部收缩下伏时着力缓慢按压，徐徐下降，按压逐次缓慢"叠加"，直至手法深透到所需层次，保持此按压层次，待受术者得气后，按而留之，达到一定时间。或双手随受术者呼吸而产生的腹肌放松、腹部扩张，逐渐轻缓上提或下按至另一层面，按而留之，得气停留一定时间，徐徐上升。上升至无压力状态，右手先离开左手，左手再离开腹部，结束手法（图 6-3-1）。

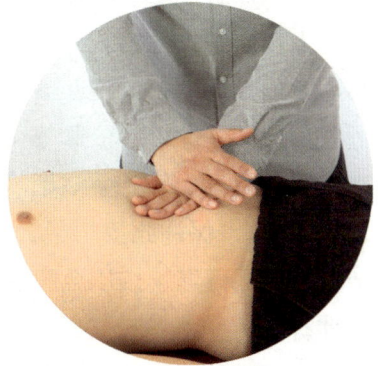

图 6-3-1　层按法

【动作要领】进行层按法操作时，施术者站受术者左侧，按压角度偏斜向下，随受术者呼吸由轻而重平稳缓慢加压。

根据施术压力的不同产生不同补泻效果的层按手法被合称为"四种导疗"，分别为攻（法）、散（法）、提（法）、带（法），其中带（法）又包含 3 种补泻手法，即平补平泻法、补中带泻法和泻中带补法。因此，"四种导疗"实际包含了 6 种层按手法。

（1）攻法：即重泻法，随受术者呼气着力按压，力量由轻到重逐渐增加，从触及腹主动脉搏动，到搏动明显，再到搏动减弱，直至消失（即第 4~5 层），保持此按压层次，待受术者双下肢出现酸、凉、麻、胀等得气感，继续按压 1~3 分钟后，双手随受术者吸气减轻按压力并缓缓（较其他速度略快）上提，直至离开受术部位，结束手法。

（2）散法：即轻泻法，随受术者呼气着力按压，力量由轻到重逐渐增加，从触及腹主动脉搏动，到搏动明显，直至搏动减弱，后仅有微弱搏动（即第 3~4 层），保持此按压层次，待受术者双下肢出现酸、凉、麻、胀等得气感后结束手法。

（3）提法：即补法，随受术者呼气着力按压，力量由轻到重逐渐增加，从触及腹主动脉搏动，到搏动明显（即第 2 层接近第 3 层），保持此按压层次，直至受术者双下肢出现酸、热、麻、胀等得气感；停留一定时间后随受术者吸气逐渐减轻按压力并轻缓上提，触及腹主动脉搏动由搏动明显，至搏动减弱，仅有微弱的搏动（即第 1~2 层），在此按压层次保持 1~2 分钟，待受术者全身出现发热、松快等得气感后结束手法。

（4）带法：在实际操作中又可分 3 种补泻方法：①平补平泻法：随受术者呼气着力按压，力量由轻到重逐渐增加，从触及腹主动脉搏动，到搏动明显，直至搏动最强（即第 2 层接近第 3 层），保持此按压层次，停留一定时间，待受术者双下肢出现酸、凉、麻、胀等得气感后结束手法。②补中带泻法：随受术者呼气着力按压，力量由轻到重逐渐增加，从触及腹主动脉搏动到搏动明显（即第 2 层接近第 3 层），保持此按压层次，直至受术者双下肢出现酸、热、麻、胀等得气感；随受术者呼气继续按压至腹主动脉搏动减弱（即第 3~4 层），保持此按压层次 1~3 分钟；再随受术者吸气逐渐减轻按压力并轻缓上提，触及腹主动脉搏动由减弱到增强直至搏动明显（即第 2 层接近第 3 层），保持此按压力量及层次 1~3 分钟后结束手法。③泻中带补法：随受术者呼气着力按压，力量由轻到重逐渐增加，从触及腹主动脉搏动到搏动明显（即 2 层接近第 3 层），保持此按压层次，直至受术者双下肢出现酸、凉、麻、胀等得气感；随受术者吸气逐渐减轻按压力并轻缓上提，触及腹主动脉搏动减弱（即第 1~2 层），保持此按压层次 1~3 分钟；再随受术者呼气继续按压至腹主动脉搏动增强至减弱（即第 3~4 层），保持此按压层次 1~3 分钟后结束手法。

小贴士 应用层按法时要求力度平稳，动作缓慢，以使受术者几乎感觉不到下按与上抬动作为宜。

揉㨰法

揉㨰法，是津沽脏腑推拿根据多年的临床经验进行的创新性改良，在揉法的基础上增加㨰法，复合而成。操作时以大鱼际和第 1 掌指关节的桡侧面作为着力点，通过前臂小幅度内旋、外旋带动腕关节做连续周期性的左右摆动。

揉㨰法

【手法操作】操作时沉肩坠肘，腕关节自然伸直，大鱼际和第 1 掌指关节的桡侧面附着于施术部位，通过前臂快速小幅度内外旋转，带动腕关节均匀地左右摆动，拇指与大鱼际的桡侧面做均匀的揉、㨰动作，带动施术部位的皮下组织（图 6-3-2）。

【动作要领】操作此法时，肩关节、肘关节及手臂放松，腕关节自然伸直，拇指与大鱼际要紧贴于施术部位，紧揉慢移。作用层次在腹部时，用力不能太小，若仅作用于皮肤层，作用微乎其微；也不能用力太大，否则会引起不适。以正常的力度操作后，受术者应感到身体轻快、舒适。此外，用力要均匀一致，不能忽快忽慢，太快则渗透性差，手法发飘、发浮；太慢则达不到作用效果。操作频率为每分钟80~100次。

图 6-3-2　揉搓法

需要注意的是，本手法为复合手法，在局部进行揉搓时，不可离开皮肤，不能与皮肤产生摩擦；在循经操作时，要紧揉慢移，移动时大鱼际应一直吸定在皮肤上，亦不能产生摩擦。

小贴士 临床上，这个手法多用于胃脘病，在腹部自上而下进行揉搓，从而达到降浊行滞、调理气机的作用。揉搓法，不仅手法的刺激精准度较高，还可以刺激腹部的五大经脉，且随着刺激力度的进一步加强，还能直接刺激腹部的"有形之脏"——胃肠，从而大大提高疗效。

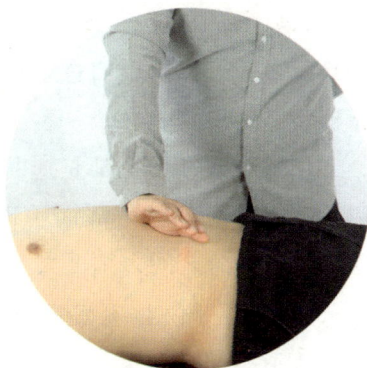

旋揉法

右掌附着于腹部，虚扣于特定部位，以"外劳宫"为悬提中心，通过腕关节环旋，使大鱼际、掌根、小鱼际、小指尺侧、四指指腹、拇指桡侧偏锋，依次按压在腹部特定部位或穴位上，或沿顺时针或逆时针在腹部移动，发挥调和气血、调整胃肠的作用，称为旋揉法。

旋揉法

【**手法操作**】右手掌指关节、指间关节屈曲，虚掌环扣于受术者特定部位，手掌沿由大鱼际、掌根部、小鱼际、小指尺侧，至小指、无名指、中指、示指指腹，再至拇指桡侧的顺序，环转交替施力按压，循环揉动，频率为每分钟15~30次（图6-3-3）。手掌在腹部可沿顺时针或逆时针移动。

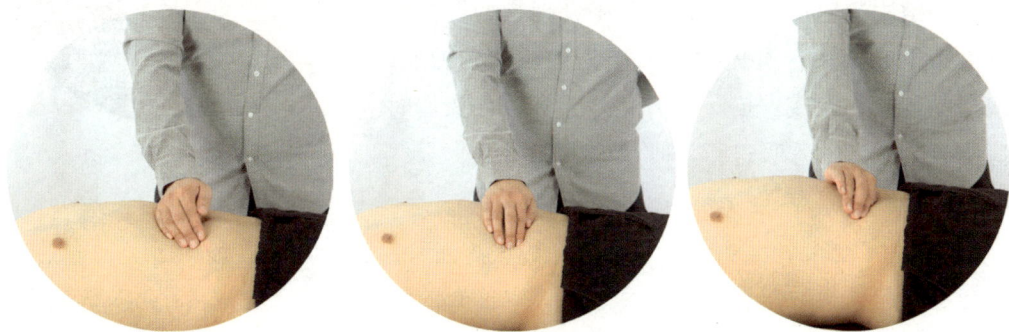

图 6-3-3　旋揉法

【**动作要领**】受术者取仰卧位，施术者居其左侧。手掌与受术部位接触、依次循环揉动时，用力应有连贯性，力度均匀深透，不可忽轻忽重，避免出现重滞或摩擦跳跃。

单掌或双掌旋揉都是逆时针，而手在全腹部的移动可为双向，其中补法操作以逆时针移动、频率缓而不速、幅度小、力度小为主；泻法操作以顺时针移动、频率介于缓急之间、幅度大、力度稍重为主。

小贴士 手法施于固定部位或穴位时，没有顺逆补泻，只有运用在全腹移动时，才有顺逆方向要求及补泻作用。初学此式时，可记住"稳、圆、狠、慢"四字要领，即手势用稳、姿势圆滑、动作果断连续、运掌要慢，其中以"慢"最为重要。

提拿法

提拿法是津沽脏腑推拿的重要手法。操作时，施术者将拇指和其余四指置于受术部位两侧，两者相对用力，缓缓向中心位置推动，最终顺势将皮肤及皮下组织等拿而提起。本手法一般为双手操作，但也可单手操作。

提拿法

【**手法操作**】操作时，手腕放松，将注意力放在拇指及其余四指。拇指伸直，其余四指并拢微屈，分别放置在操作部位的两侧，指腹相对，吸定皮肤，相对用力，顺势拿而提起皮肤及皮下组织，着力持取一定时间（图6-3-4）。

【**动作要领**】操作此法时，肩关节、肘关节及手臂放松，腕关节自然伸直。操作时，要吸定于施术部位，拿住皮肤及皮下组织，不能与皮肤产生摩擦；然后在此基础上，将皮肤及皮下组织提起，维持一段时间，以达到刺激量。

手指用力应均匀，将力量集中在拇指与四指螺纹面或手指掌面，避免以指尖作为接触和着力点，或指端内扣，变成"掐"法。此外，本法在操作时应配合受术者的呼吸进行，呼气时用力推之，吸气时拿而提起。

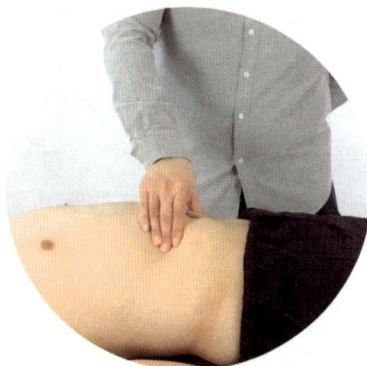

图6-3-4 提拿法

小贴士 受术者在受术时常会感到酸胀疼痛难忍，所以不宜施用过久。此法具有疏理脏腑气机的作用，多施用于腹部穴位、任脉和带脉，常用于消化系统疾病、妇科疾病等。需要注意的是，提拿法要与其他手法配伍应用，才符合中医学君臣佐使理论，从而更有效地达到手到病除的效果。

掌运法

掌运法是以全掌附着于腹部，使示指、中指、无名指、小指指面和掌根分别着力于腹部正中线两侧的特定部位或穴位，呈水平放置，在受术部位所在水平面做弧形的来回推送及回带的手法。

掌运法

【手法操作】施术者右手示指、中指、无名指、小指指面和掌根呈拱手状扣放于腹部正中线两侧的特定部位或穴位上。操作时先以掌根着力，腕关节略背伸，上臂主动用力，在受术部位所在水平面做弧形推送，使掌根由受术部位一侧向正中移动；继而以示指、中指、无名指、小指指面着力，腕关节屈曲，前臂主动用力，在受术部位所在水平面做弧形回带，使四指掌面由受术部位另一侧向正中移动，如此反复操作（图6-3-5）。

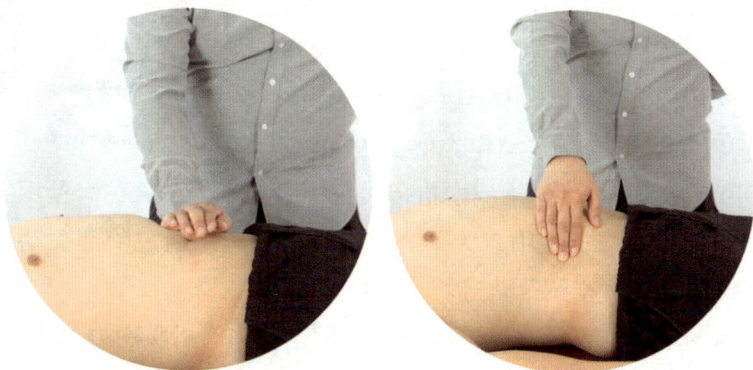

图6-3-5　掌运法

【动作要领】在掌运法推送及回带交替的施术过程中，腕关节要屈伸灵活，在掌根推动时上臂发力与掌面回带时前臂发力间切换自如。推送时掌根需要紧紧贴住腹部，并保持一定向下的压力，操作速度宜缓慢。掌运时用力宜均匀，一般每分钟15~20次。在治疗实证时，手法宜力量稍重推送，轻轻回带，以频率稍快、幅度略大、力量微重为主；治疗虚证则宜轻轻推送，力量稍重回带，以频率缓慢、幅度小、力量小为主。

小贴士　在掌运法的操作过程中，要保持一定向下的压力，以带动胃肠活动，调节胃肠功能。

捻法

捻法是以拇指或中指指腹着力，附着于腹部特定部位或穴位，围绕手指的纵轴回旋或左右捻按，类似于捻按手印的动作。

【手法操作】受术者取仰卧位，施术者居于受术者左侧。施术者拇指自然伸直，屈示指，示指指端紧贴于拇指横纹，或示指、中指自然伸直，示指指腹叠压于中指指甲上；以拇指或中指指腹附着于腹部特定部位或穴位，缓慢用力，直至完全陷入特定部位或穴位，前臂作小幅度内旋、外旋，通过腕部带动拇指或中指进行摆动或旋转，使指腹正中螺纹作用在穴位上，指腹桡侧与尺侧交替接触受术部位，或者尺侧、桡侧偏锋相继旋转接触受术部位（图6-3-6）。通过旋动使指力逐渐透入深层组织，以局部酸胀为度。手法持续操作，每分钟摆动或旋转20~40次，操作1~2分钟。

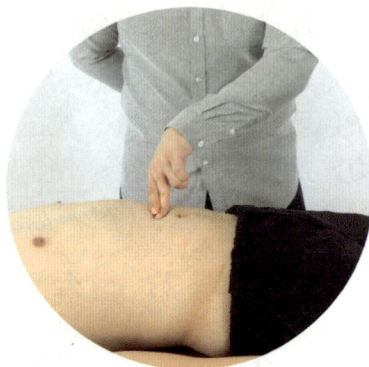

图6-3-6　捻法

【动作要领】捻法的施术动作类似于古代"捻指纹""捻手印""画押"，拇指或中指指腹正中吸定于受术部位，稍用力下压，使指腹陷入受术部位，以指腹中点为中心，指腹左右边缘通过腕部摆动或旋转交替接触受力部位，形成"半圆"轨迹。

根据病情的不同，可针对性地选择补、泻、调法。指腹用力右旋为"补"，用力左旋为"泻"，左右交替旋转且力量均匀为"调"。

小贴士　若在上腹部做捻法，按压力度宜轻，并且应配合迎法，以抑制胃气上逆，否则容易引起恶心等胃脘部不适。

捻扫法

捻扫法是复合手法，为捻法与扫散法复合而成。拇指指腹着力，附着于特定部位或穴位，通过前臂及腕关节主动摆动，围绕拇指垂直轴来回旋转或左右均匀用力按压，其余四指指端随之做自由的摇摆扫动，并在拇指带动下循经移动。在临床治疗中可以起到调营卫、理气血、和脏腑的作用。

【手法操作】拇指自然伸直，指腹附着于特定部位或穴位；余四指并拢微屈，指端宜自然贴附皮肤。通过前臂内旋、外旋，以及腕关节摆动，带动拇指沿垂直轴旋转使拇指指腹正中偏桡侧与偏尺侧交替接触受术部位，同时四指指腹做扇形回扫，并沿逆拇指方向循经直线移动，频率为每分钟40~60次（图6-3-7）。

【动作要领】捻扫时，拇指用力着实，吸附于穴位上，其他四指则应轻贴于皮肤。拇指摆动时，则需灵活协调，重而不滞，余四指轻而不浮。

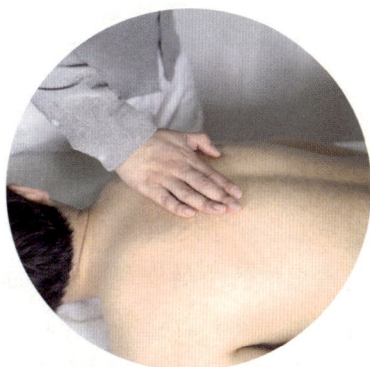

图6-3-7 捻扫法

小贴士 施术过程中，以肘为支点，前臂主动内旋、外旋带动腕及手指运动。腕关节要放松，带动拇指围绕手指垂直轴做来回旋转按压，四指快速扫动，四指指端宜自然贴附皮肤，不可主动施用压力。

迎法

迎法是以拇指指面着力，附着于腹部特定穴位，余四指向下，拇指斜向下用力，做向一个角度的抵压动作，用以截聚气血，防止气机逆乱的一种手法。

迎法

【手法操作】操作时左手拇指自然伸直，其余四指伸直向下并拢置于一旁作为助力手以助力拇指，拇指指面着力于腹部特定部位或穴位上，斜向下抵压受术部位以截聚气血，待感到腹中有气通过后，随着呼吸幅度缓缓抬起手指（图6-3-8）。

【动作要领】操作时肩关节、肘关节及手臂放松，肘关节弯曲，指面或掌面要紧贴体表治疗部位。此法除了单独使用之外，一般配合捻法使用，旨在迎接并截住气机。一方面可以止呃逆，另一方面可辅助捻法使治疗部位气通。多施术于腹部，

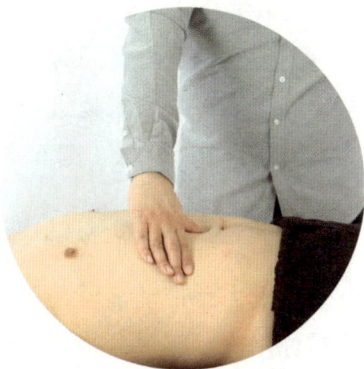

图6-3-8 迎法

其施力方向为拇指指腹面向受术部位以下并与所在平面呈45°，具体操作时可适当调整角度。

小贴士 在腹部应用此法时力度要由轻到重，随着呼吸缓慢下沉，起手时也要随着呼吸，切记不可忽然加力。一般比普通的指按法稍微再加一些角度，比较强调方向感。

掌分（合）法

掌分法及掌合法是将两手掌放置于前正中线特定部位或腹部穴位左右两侧的两种手法。其中掌分法要求双掌五指并拢，全掌面靠贴于皮肤表面，上臂施力，使双掌相对反向用力，向受术部位的两侧分离推运；而掌合法是以双手掌面相对放置于特定部位两侧，上臂施力，同时向受术部位均匀而持续地推运，最终合归聚拢，与掌分法的操作方向相反，有和气血、益脏腑的作用。

【手法操作】

（1）掌分法：操作时以双手掌分置于身体中线两侧的特定位置，双掌掌面并靠贴于皮肤表层，上臂施加一定压力，略压按腹部，双掌向受术部位两侧远端方向，方向大致为向两侧胁肋部或侧腹部均匀而持续地推运，最终同时到达身体两侧的腋中线，频率不宜过快，大概每分钟推运 10~20 次（图 6-3-9）。

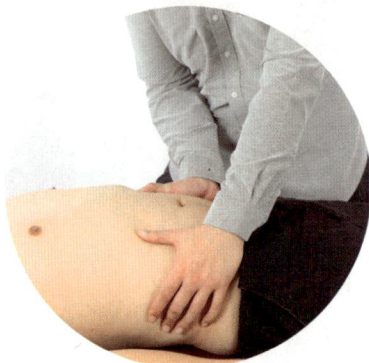

（2）掌合法：将双手掌面相对放置于特定部位两侧，上臂施力，同时向受术部位均匀而持续地推运，最终合归聚拢，与掌分法操作反向，频率为每分钟 10~20 次（图 6-3-10）。

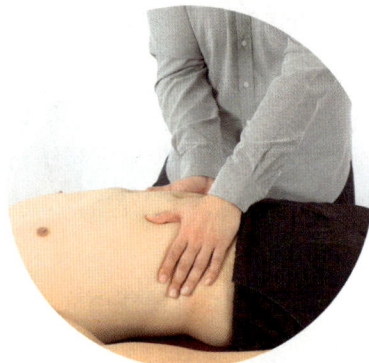

【动作要领】

（1）掌分法：肘关节、腕关节及手臂放松，以上臂发力，带动前臂与腕关节做外展动作，双手对称用力。起手分推时较慢，双掌推至胁肋部时速度相对较快，作扫散状。在运用时，应想象双掌是两把扫帚，通过向外推的动作可将灰尘掸扫向外，收尾时应做到有掸除邪气的趋势，手指并拢不懈劲，力道保持到最后再放松手掌。

（2）掌合法：以上臂发力，带动上肢做内收动作，开始操作时用力一般较轻，推运、合拢受术部位时力量最大。同时需要力道从容和缓，类似于挤捏饺子，务求拿捏得当、厚薄适宜，切忌使用蛮力。

图 6-3-9　掌分法

图 6-3-10　掌合法

掌分法与掌合法力度相同，姿势相近，仅在手法的方向上有所区别。掌分法操作频率缓慢，施术部位常为全腹部，操作上类似推门而入，常用于腹胀、消化不良等胃肠气滞证，相当于泻气之法；而掌合法刺激量较小，且接触面积大，较为柔和，相当于补气之法。

捋法

捋法是源于津沽地区民间的一种自我保健方法。以掌指的一定部位附着于施术部位体表，稍向下用力，双手交替沿直线或弧线由上至下做快速的单向回拉运动，有理气降逆、疏肝和胃的作用，称之为捋法。

捋法

【手法操作】双手拇指自然伸直，四指微并拢。用手掌面贴于皮肤，略向下压按，手掌及腕关节自然伸直，以肩关节为支点，通过肘关节及肩关节的屈伸活动带动手掌沿直线或弧线由上至下做快速的单向回拉顺抹动作，双手交替操作，有如捋物。操作时，用力均匀稳当，施术者呼吸自然，不可屏气，频率为每分钟80~100次（图6-3-11）。

【动作要领】临床应用时，手法既要有一定力度，滑搓的掌指又不能与肢体贴得过紧，着力应均匀、连贯、和缓、协调。施术过程中，上肢放松，腕关节自然伸直，以全掌或五指为着力点，作用于治疗部位，以上臂的主动运动带动手做自上而下的直线或弧线回拉，不得歪斜，更不能以身体的起伏摆动去带动手的运动。

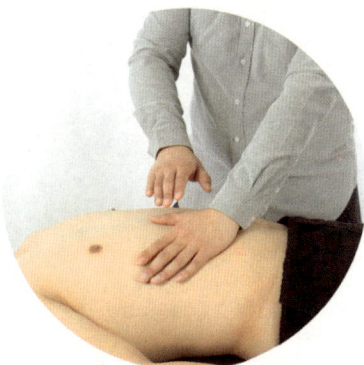

图6-3-11 捋法

施术者呼吸自然，不可屏气，要连续而有节奏，快慢要适中。注意捋法操作方向是由上至下的单方向，不能来回用力。操作沿着直线或弧线进行，路线不得歪斜。

治疗篇

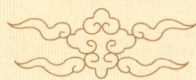

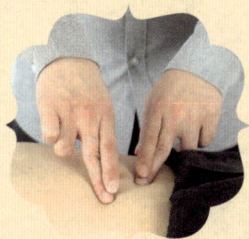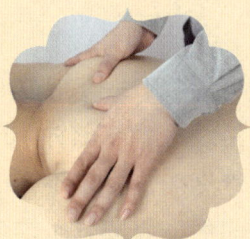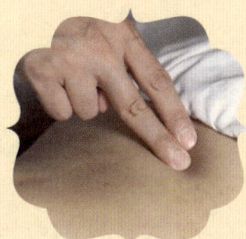

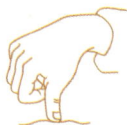

第七章
常见病症的脏腑推拿治疗

第一节　头痛

头痛是一种以自觉头部疼痛为特征的疾病，既是一种常见病证，也是一种常见症状，可分为偏头痛、紧张性头痛、丛集性头痛及外伤性头痛等多种情况。

中医学认为，头痛的发生可分为外感、内伤及外伤三类。若感受风、寒、湿、热等六淫之邪，上犯颠顶，阻遏清阳；或内伤诸疾，导致脏腑功能失调，气血逆乱，痰瘀阻窍；或外伤久病，导致气滞血瘀或气血亏虚，脑脉失养，皆可引发头痛。

脏腑推拿治疗头痛的原则是疏经通络、祛风止痛，具体手法如按揉颈项部通络，按揉风池、太阳穴等祛风止痛，清利头目。

一、推拿治疗

1. 按揉太阳

受术者取仰卧位，施术者用双手拇指放在太阳穴按揉，以酸胀为度，持续按揉3分钟（图7-1-1）。

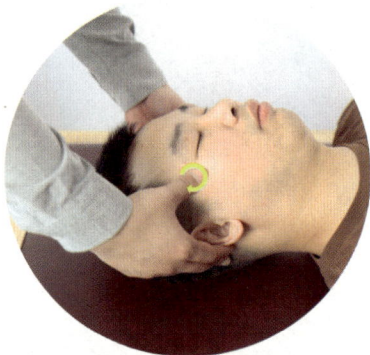

图 7-1-1　按揉太阳

2. 按揉攒竹

受术者取仰卧位，施术者将双手拇指放在攒竹穴按揉，以酸胀为度，持续按揉3分钟（图7-1-2）。如果前额痛、眉棱骨疼痛，可以不拘于穴位，扩大按揉的范围，将前额、眉棱骨整体多揉几遍。

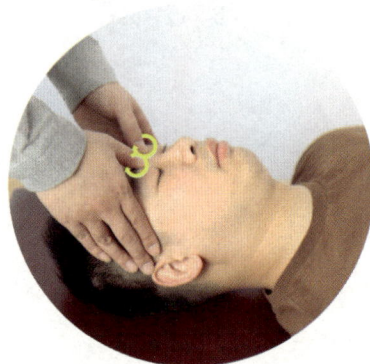

3. 按揉百会

受术者取仰卧位，施术者以一手中指放在其百会穴按揉。百会穴在头顶的最高处，按揉时以

图 7-1-2　按揉攒竹

酸胀为度，持续按揉 3 分钟（图 7-1-3）。

4. 按揉风池

受术者取仰卧位，施术者双手中指放在风池穴按揉，受术者会感觉酸胀，持续按揉 3 分钟（图 7-1-4）。风池穴是治风之要穴，在头骨下方的凹陷中，正好可以容纳中指指腹，按揉风池穴既可祛外风、清利头目，又能消内风、平抑肝阳。

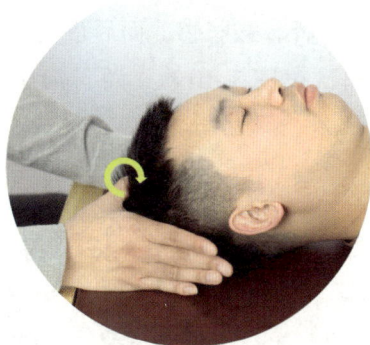

图 7-1-3　按揉百会　　　　　　　　　图 7-1-4　按揉风池

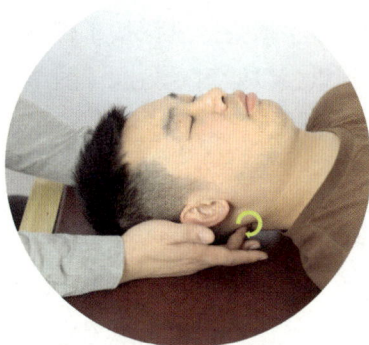

5. 按揉五经

受术者取坐位。施术者面对受术者站立，中指放在督脉上（头部正中），示指、无名指分别放在两侧的膀胱经上（督脉两侧旁开 1 寸），拇指、小指分别放在两侧的胆经上（两侧发角），逐渐加压按揉，从前发际开始，循行路线按压，循行 10~20 遍（图 7-1-5）。

6. 按揉颈项部

受术者取坐位，施术者面向其背侧站立，用一手拇指按揉其对侧颈项部的肌肉，四指放于颈项另一侧助力，从上向下，双侧依次进行，治疗 2 分钟，使紧张的肌肉得以放松（图 7-1-6）。

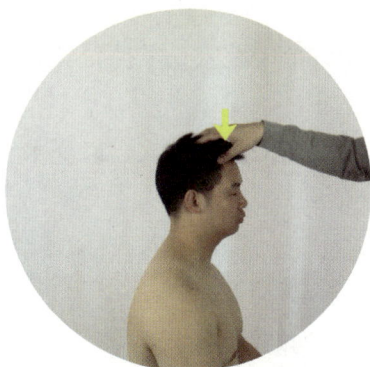

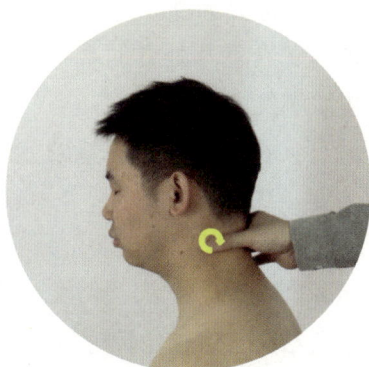

图 7-1-5　按揉五经　　　　　　　　　图 7-1-6　按揉颈项部

7. 捋胆经

施术者用手掌面贴于腹部胆经循行区域的皮肤，略向下压按，沿直线或弧线由上至下做快速的单向回拉顺抹动作，双手交替操作，犹如捋物（图 7-1-7）。操作时，用力均匀稳当，施术者呼吸自然，不可屏气。频率为每分钟 80~100 次，每日早晚各治疗 1 次。

8. 拨按带脉穴

施术者双手拇指分别深按于带脉穴，待受术者有酸胀感，而后进行单向拨动，力量由轻到重，以能耐受为度（图 7-1-8）。每次拨按 5~10 次，每日治疗 1 次。

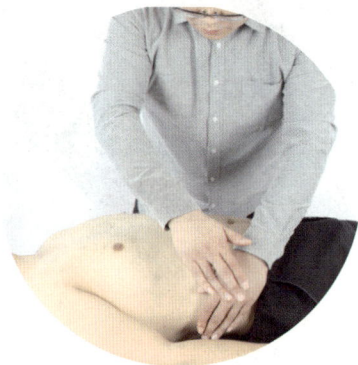

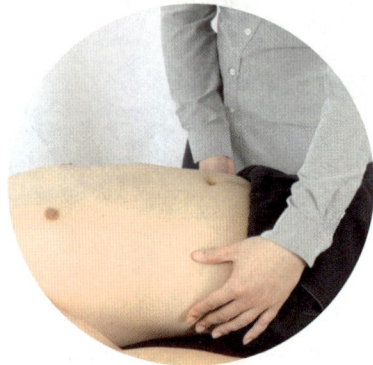

图 7-1-7　捋胆经　　　　　　　　图 7-1-8　拨按带脉穴

二、辨证加减

（1）外感头痛：在基本处方的基础上加叩击两侧膀胱经，以皮肤潮红为度。

（2）内伤头痛

①瘀血型：在基本处方的基础上加腹部掌运神阙穴，指推任脉。

②血虚型：在基本处方的基础上加腹部直摩气海、关元穴，每穴 2 分钟；捏脊 6 次，以皮肤透热为度。

③痰浊型：在基本处方的基础上加双掌揉腹部中脘穴；掌擦督脉，自下而上操作，至皮肤潮红。

④肝阳型：在基本处方的基础上加掌擦两侧期门、章门穴，以受术者感觉畅快、舒适为度。

三、其他疗法

（1）针灸治疗：可选用风池、大椎、合谷、列缺等穴。

（2）中药辨证治疗：风寒型用荆防败毒散，风热型用银翘散，暑湿型用新加香薷饮，时邪型可用参苏饮。

（3）自我导引：①两手托天理三焦；②出爪亮翅。

四、注意事项

在治疗本病时应首先排除颅脑疾病，如脑内占位性病变、脑卒中急性期、脑外伤等。受术者平素应注意生活起居，宜清淡饮食，并注意调节情志、劳逸结合。

第二节　眩晕

眩是指眼花或眼前发黑，晕是感觉自身或外界景物旋转，二者可以单独出现，也可同时并见，轻者闭目即止，重者如坐车船，旋转不定，不能站立，或伴有恶心、呕吐、汗出等症状，甚则昏倒。眩晕可见于高血压、动脉硬化、贫血、神经症、耳源性疾病、颈椎病等。

中医学认为，因素体阳盛，或长期忧郁恼怒，气郁化火，或肾阴素亏，肝失所养，以致肝阴不足，肝阳上亢，易发为眩晕。或因久病不愈，耗伤气血，或失血之后，虚而不复，或脾胃虚弱，气血生化不足，以致气血两虚，气虚则清阳不展，血虚则脑失所养，皆能发为眩晕。肾为先天之本，藏精生髓，若先天不足，肾阴不充，或老年肾亏，或久病伤肾，或房劳过度，导致肾精亏耗，不能生髓，而脑为髓之海，髓海不足，上下俱虚，则致眩晕发生。若饮食不节，嗜酒及肥甘，饥饱劳倦，伤于脾胃，健运失司，聚湿生痰，痰湿中阻，则清阳不升，浊阴不降，引起眩晕。若有跌仆坠损，头脑外伤，瘀血停留，阻滞经脉，而致气血不能荣于头目；或瘀停胸中，迷闭心窍，心神飘摇不定；或妇人产时感寒，恶露不下，血瘀气逆，并走于上，扰乱心神，干扰清空，皆可发为眩晕。

脏腑推拿治疗以疏肝行气、益气养血、清利头目为主，具体手法如直推印堂至神庭及眉弓以清利头目，提拿肩颈以疏肝行气，层按上脘以益气养血。

一、推拿治疗

1. 直推印堂至神庭及眉弓一线

受术者取仰卧位，施术者位于受术者头侧。施术者以双手拇指指腹交替轻轻推抹，自两眉正中之印堂至前发际之神庭，力量稍重，缓慢行进，以操作后受术者头目清醒为宜，共40~60次；然后以双手拇指同时向外推抹，自两侧攒竹穴沿眉弓经眉梢至双眼外侧之太阳穴，力量稍轻，操作宜缓，共 20~30 次（图 7-2-1）。

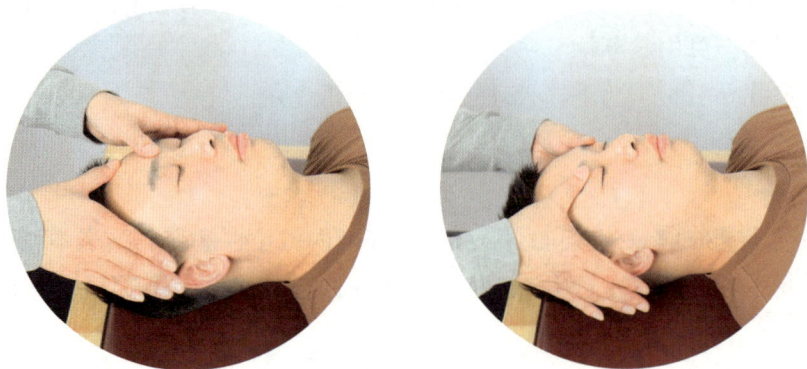

图 7-2-1　直推印堂至神庭及眉弓一线

2. 点揉攒竹、太阳、百会

施术者以拇指端或偏锋点揉攒竹穴，微微用力，以受术者感到酸胀为宜，保持此力量持续按揉 0.5 分钟。然后以同样操作点揉太阳、百会穴各 0.5 分钟（图 7-2-2）。

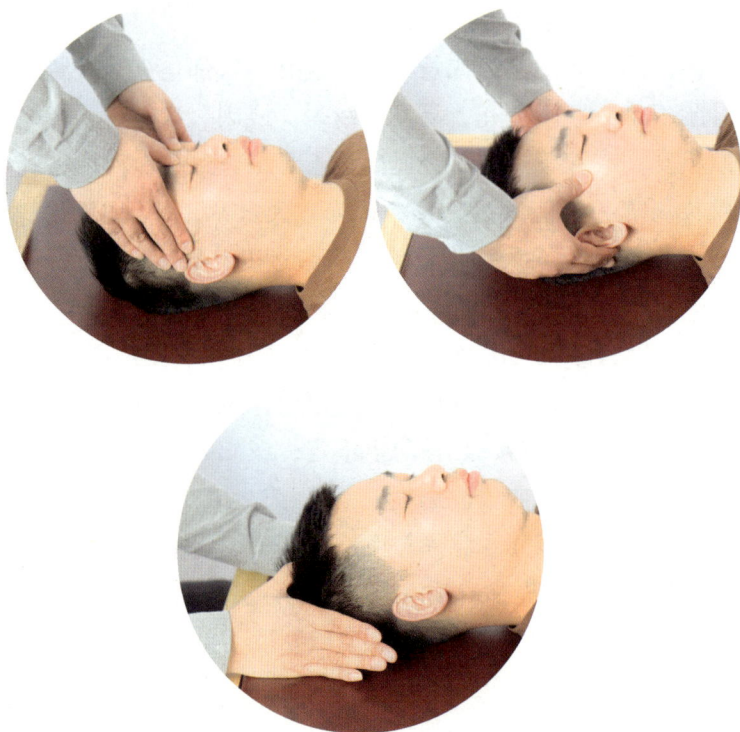

图 7-2-2　点揉攒竹、太阳、百会

3. 按揉背部膀胱经

施术者以掌根按揉脊柱两侧的膀胱经，力量由轻到重，以酸胀为度，自上而下缓慢移动，若有明显痛点或酸胀处可重点按揉，操作 3 分钟（图 7-2-3）。

4. 扫散两侧颞部

施术者以双手示指、中指、无名指、小指指端轻扫受术者两侧颞部，自两眼外侧凹陷中的太阳穴，经两耳尖上的率谷穴，直至头后凹陷中的风池穴（图 7-2-4）。以操作后受术者自觉舒适、头目清醒为佳，操作 8~10 次。

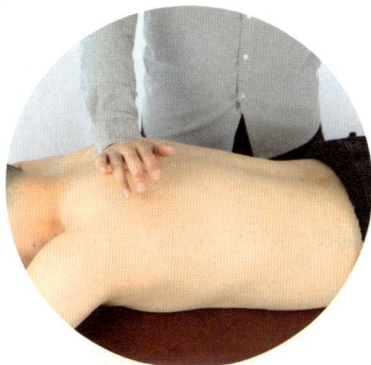

图 7-2-3　按揉背部膀胱经　　　　图 7-2-4　扫散两侧颞部

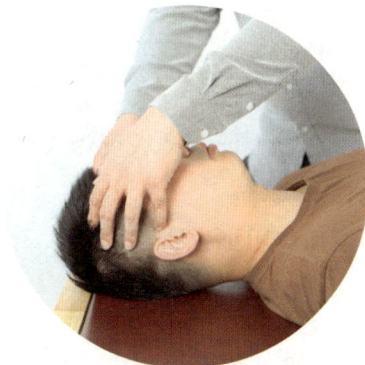

5. 提拿肩颈

施术者提拿受术者颈项根部两侧，以酸胀得气为宜，操作 3~5 次（图 7-2-5）。此操作能够快速缓解颈肩部肌紧张，改善血液循环。

6. 层按上脘

施术者轻按受术者上脘穴至腹部有搏动感后，持续按压 2 分钟，待受术者双下肢出现酸、胀、麻的感觉，随后逐渐随受术者吸气抬手，以受术者双下肢有热感为宜（图 7-2-6）。

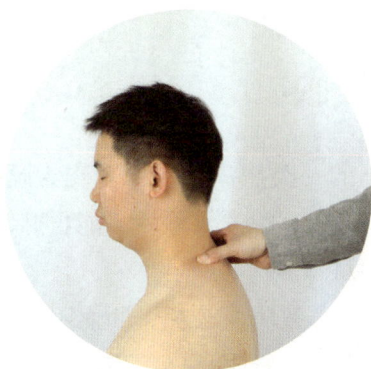

图 7-2-5　提拿肩颈　　　　　　图 7-2-6　层按上脘

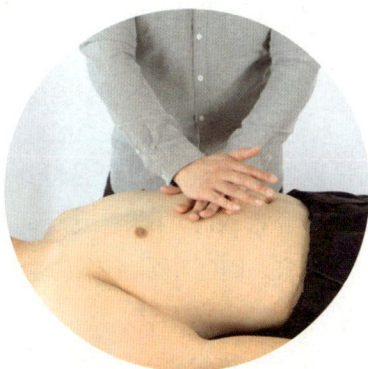

二、辨证加减

（1）肝阳上亢证：常表现为头晕、枕后部胀痛，在基本处方的基础上加揉风池穴 1 分钟。

（2）痰浊中阻证：常表现为头晕、胸闷不通畅，在基本处方的基础上加揉中脘穴 1 分钟。

（3）肾精不足证：常表现为头晕、腰酸乏力，在基本处方的基础上加揉太溪穴 1 分钟。

（4）气血亏虚证：常表现为头晕、面色苍白，在基本处方的基础上加揉足三里穴 1 分钟。

（5）瘀血内阻证：常表现为头晕、头部刺痛，在基本处方的基础上加揉血海穴 1 分钟。

三、其他疗法

（1）代茶饮：决明子、山楂、茯苓、泽泻、炒白术各 20g。
（2）自我导引：①两手托天理三焦；②韦陀献杵势。

四、注意事项

眩晕一证在临床较为多见，其病变以虚实夹杂为主。其中因肝阳上亢而致的眩晕最为常见，此时应当警惕有发生中风的可能，必须严密监测血压，观察神志、感觉等方面的变化，以防止病情突变；还应嘱咐受术者忌恼怒急躁，肥甘醇酒，按时服药，控制血压，定期就诊，监测病情变化。

第三节　失眠

失眠是以经常不能获得正常睡眠为特征的一类病症，主要表现为睡眠时间、深度的不足，轻者入睡困难，或寐而不酣，时寐时醒，或醒后不能再寐，重则彻夜不寐，常影响人们的正常工作、生活、学习和健康。

中医学认为，思虑劳倦太过，损伤心脾，必致阴血暗耗，阴血不足，血不养神，神魂无主，导致失眠。素体虚弱或久病之人，肾阴耗伤，不能上奉于心，或五志过极，心火内炽，不能下交于肾，均致心肾失交，心火独亢，热扰神明，因而失眠。阴虚火旺，情志所伤，肝气郁而化火，火性上炎，或阴虚阳亢，扰动心神，神不安静，造成失眠。心虚胆怯，善惊易恐，或因突然受到惊恐，损伤心神，造成终日情绪紧张，从而失眠。饮食不节，肠胃受伤，宿食停滞，酿为痰热，壅遏中宫，胃气不和而卧不得安。

中医脏腑推拿的治疗原则为宁心安神、平衡阴阳，如按揉百会、内关、神门以宁心安神，拿五经以疏通经络、养脑安神。

一、推拿治疗

1. 直推印堂至神庭

受术者仰卧位，闭目，施术者以拇指指腹置于印堂穴，向上推至神庭穴，两手拇指交替操作，受术者会感觉到局部发热，重复20~40遍（图7-3-1）。

2. 按揉百会

受术者仰卧位，闭目，施术者一手示指或中指指端置于百会穴进行按揉，受术者应感到酸胀且范围向四周扩散，持续按揉1分钟（图7-3-2）。

3. 按揉太阳

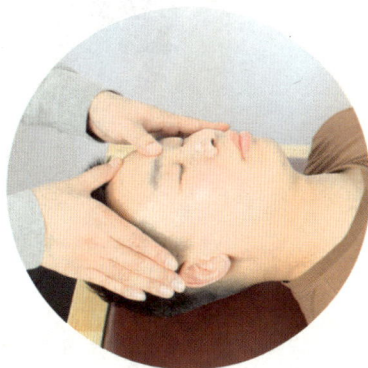

图 7-3-1　直推印堂至神庭

受术者取仰卧位，闭目。施术者将双手拇指放在受术者太阳穴按揉，其微感酸胀即可，持续按揉1分钟（图7-3-3）。

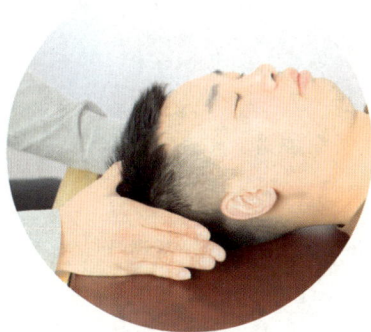

图 7-3-2　按揉百会

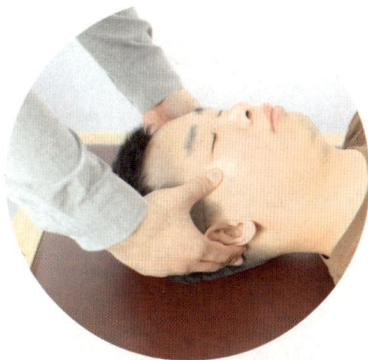

图 7-3-3　按揉太阳

4. 拿五经

受术者取坐位，闭目。施术者五指张开，起始时中指指端置于受术者神庭穴，自前额经头顶向后至后枕部做五指拿法，重复5~6遍（图7-3-4）。

5. 摩神阙及全腹

受术者仰卧，施术者以一侧手掌贴于神阙穴（肚脐）行摩法，范围由小到大，直至腹部边缘，然后再逐渐缩小摩腹范围，最终手掌回到神阙穴，沿顺时针、逆时针各操作 1 分钟，以受术者感到腹部温热、舒适为度（图 7-3-5）。

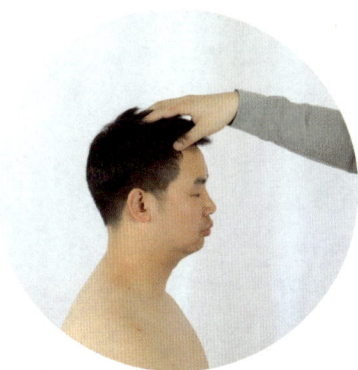

图 7-3-4　拿五经

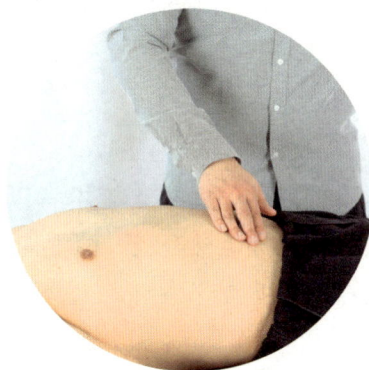

图 7-3-5　摩神阙及全腹

6. 按揉内关、神门

施术者以拇指依次按揉双侧内关、神门穴，每穴 1 分钟，以局部酸胀为度，力度适中即可（图 7-3-6 及图 7-3-7）。一侧操作完成，再按揉另一侧。

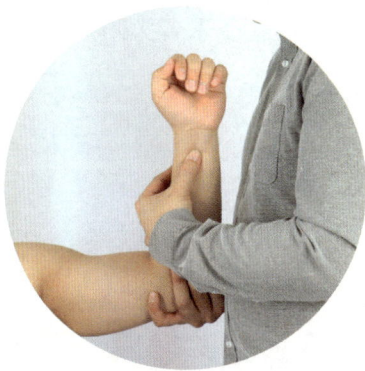

图 7-3-6　按揉内关

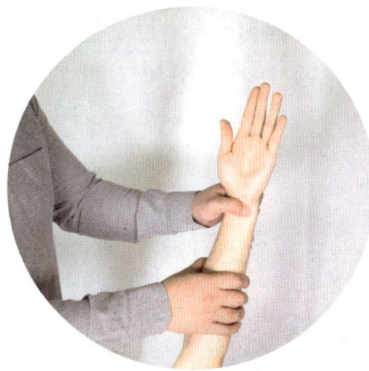

图 7-3-7　按揉神门

二、其他治疗

（1）自我导引：①摇头摆尾去心火；②掉尾势。

（2）食疗药膳：酸枣粳米粥。

原料：酸枣仁末 15g，粳米 100g。

制法及用法：先加入粳米及适量水煮粥，临熟时放入酸枣仁末共煮。煮成后宜空腹食用。

（3）音乐疗法：选用舒缓轻悠的旋律，或柔绵婉转、清幽和谐的乐曲，以宁神安心，如《二泉映月》《烛影摇红》等。

三、注意事项

本病属心神病变，故尤应注意精神调摄，做到喜恶有节，解除忧思焦虑，保持精神舒畅，养成良好的生活习惯，并改善睡眠环境，做到劳逸结合。以上调摄方法对于提高治疗效果，改善体质，提高工作、学习效率，均有促进作用。

第四节　焦虑状态

焦虑状态多由情志不舒、气机郁滞所致，主要表现为心情抑郁、情绪不宁、胸部满闷、胸胁胀痛，或易怒喜哭，或咽中有异物感等，常伴有心慌、头晕、失眠、食欲不振、女子月经不调等，相当于西医学中的神经症，如神经衰弱、癔症，亦可见于围绝经期综合征等。

中医学认为，若所愿不遂，精神紧张，思虑不解，曲意难伸，则心气郁而心神不宁，日久肝气亦失于条达，出现焦虑状态。若肝气郁结，横逆乘脾，脾失健运，则形成肝郁脾弱、肝脾不和等证。肝脾失调，健运失司，易致水湿留滞体内，肝郁日久化火，煎熬津液成痰，或湿蕴日久成痰，而致痰湿郁阻，则见食欲不振、饮食难化；若湿聚生痰，上逆咽喉，则发为梅核气，表现为咽中有异物感；若情志久郁，气机不畅，心之营血渐耗，神失所养，则可见心悸、失眠、健忘之症。

脏腑推拿的治疗原则为疏肝解郁、健脾化湿、宁心安神，如摩神阙以宁心安神，揉中脘以健脾化湿，擦肝经、胆经以疏肝解郁。

一、推拿治疗

1. 摩神阙及全腹

受术者仰卧，施术者以手掌贴于神阙穴（肚脐）行摩法，范围由小到大，直至腹部边缘，然后再逐渐缩小摩腹范围，最终回到神阙穴，沿顺时针、逆时针各操作1分钟，以受术者感到腹部温热、舒适为度（图7-4-1）。

2. 揉中脘

施术者以中指指腹揉中脘穴，以受术者感到局部酸胀为度，手法持续2分钟（图7-4-2）。

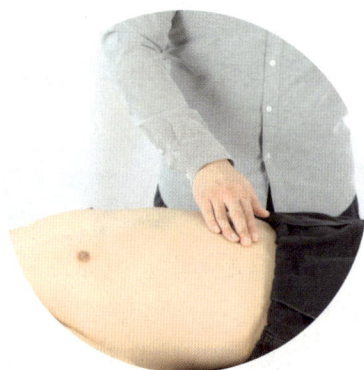

图 7-4-1　摩神阙及全腹

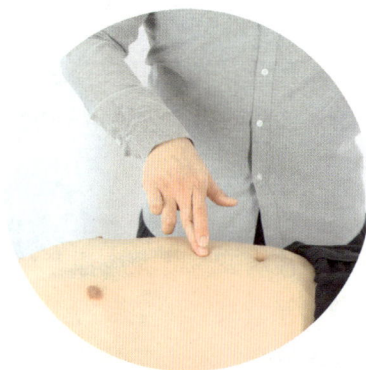

图 7-4-2　揉中脘

3. 按揉太阳

施术者将双手的中指放在受术者太阳穴按揉，受术者微感酸胀即可，持续按揉 1 分钟（图 7-4-3）。

4. 拿五经

受术者闭目，施术者五指张开，起始时中指指端置于神庭穴，自前额经头顶向后至后枕部做五指拿法，重复 5~6 次（图 7-4-4）。

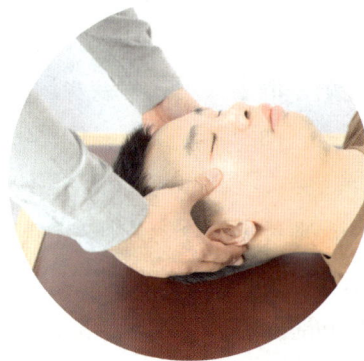

图 7-4-3　按揉太阳

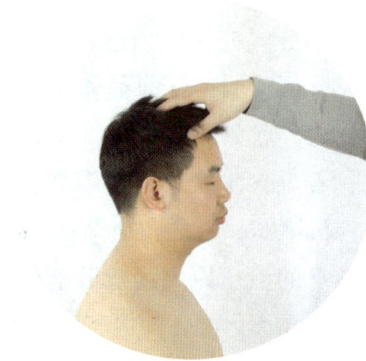

图 7-4-4　拿五经

5. 按揉内关、神门

施术者以拇指依次按揉受术者双侧内关、神门穴，每穴 1 分钟，以局部酸胀为度，力度适中即可（图 7-4-5 及图 7-4-6）。一侧操作完成，再按揉另一侧。

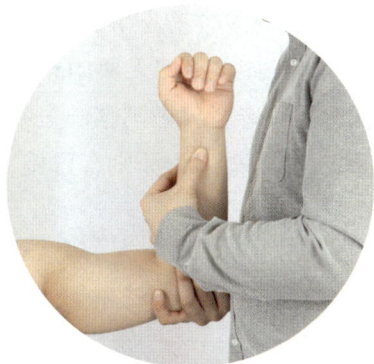

图 7-4-5　按揉内关

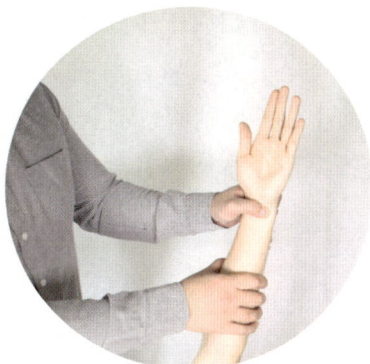

图 7-4-6　按揉神门

6. 擦肝、胆经腹部循行区

施术者双手手掌置于受术者两侧胁肋部，沿受术者肋骨斜向身体前正中线行擦法 20 次，以受术者感觉热透胸腹为佳（图 7-4-7）。

二、其他治疗

（1）自我导引：①双手托天理三焦；②调理脾胃须单举。

（2）刮痧：沿背部两侧膀胱经，自大椎穴旁开 1.5 寸处开始向下刮至胃俞穴（第 12 肋水平）即可，以局部出痧为度。

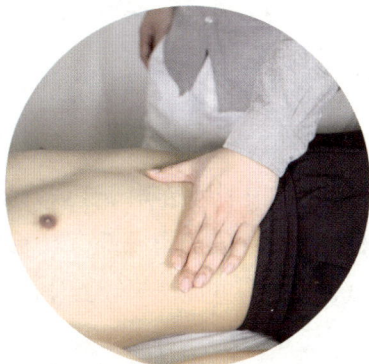

图 7-4-7　擦肝、胆经腹部
循行区

三、注意事项

（1）注意调畅情绪，及时合理发泄情绪，适当运动，如跑步等。

（2）遇事多往好处想，对于未发生或不确定之事，避免过度猜忌。

第五节　记忆力减退

记忆力减退是指由各种原因引起的对事物的记忆或回忆能力下降的症状。生理性记忆力减退可见于老年人，是神经系统功能减退的正常生理表现。病理性记忆力减退可见于大脑的器质性疾病，如脑出血、缺血性脑梗死、脑血管动脉粥样硬化、阿尔茨海默病等，也可见于抑郁症、精神分裂等精神疾病。

记忆力减退可归属于中医学"健忘"范畴，表现为容易忘事、头晕、失眠等症状，主要与心、脾、肾三脏有关。心主神，故心血虚则神无所附；脾主思虑，故脾虚气血生化不足则所思不全；肾主骨生髓，故年老肾气虚则脑髓失养。

脏腑推拿治疗本病以补脾生血、养心安神、温补肾阳为原则，可施以补养类手法。

一、推拿治疗

1. 直推印堂至神庭

受术者取仰卧位，施术者用双手拇指螺纹面交替作用于眉心印堂穴，自眉心沿额头正中督脉一线推抹至发际线处神庭穴，操作以皮肤潮红发热为度，每次操作2~3分钟（图7-5-1）。此法可刺激局部头部经脉，治疗后受术者头目昏蒙会明显改善。

2. 迎巨阙，捺补中脘

受术者取仰卧位，施术者用右手拇指螺纹面按于巨阙穴并斜向下抵压；同时左手示指叠在中指上作用于中脘穴，左右摆动捺按穴位，以右侧用力较重为补法。如此操作1分钟，直至胃脘部有气通感（图7-5-2）。此法可以加强脾胃的运化功能，促进气血生化，并能使阳气上升，从而减轻头部昏沉感。

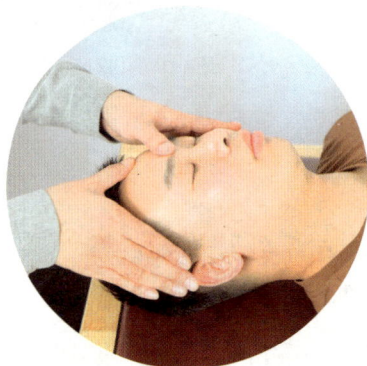

图7-5-1　直推印堂至神庭	图7-5-2　迎巨阙、捺补中脘

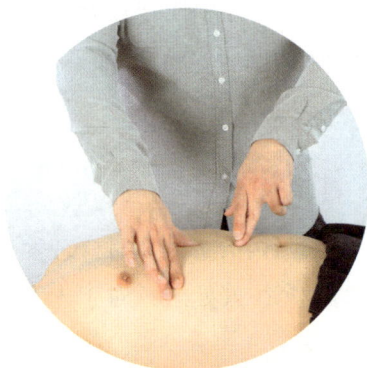

3. 按揉风池

受术者取仰卧位，施术者用双手中指于风池穴按揉，持续1分钟左右（图7-5-3）。按揉此穴时受术者会感觉局部酸胀，可以放松枕后肌肉群，促进血液循环，增加脑供血量，从而使脑部得以濡养。

4. 指振百会

受术者取仰卧位，施术者先以中指螺纹面点按于百会穴，施加一定的压力，直至受术者有酸胀感；再以前臂静止性发力，施振法，力量由轻到重，每次操作2分钟左右（图7-5-4）。

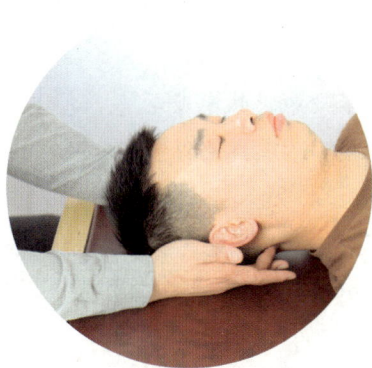

图 7-5-3　按揉风池

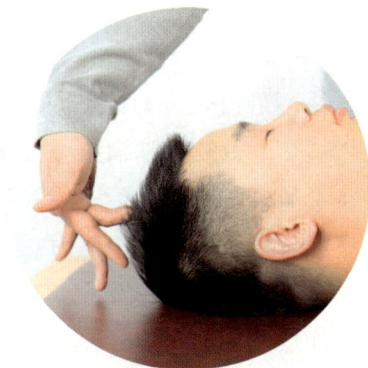

图 7-5-4　指振百会

5. 揉天枢

受术者取仰卧位，施术者以双手拇指按压受术者两侧天枢穴行揉法，每次操作2~3分钟，直至腹中有气通感为度（图7-5-5）。

6. 揉太溪

受术者取仰卧位，施术者以一手拇指放于太溪穴行揉法，稍用力，以受术者感到酸胀为度，持续按揉1分钟左右，按揉结束后受术者会感到足底明显发热（图7-5-6）。

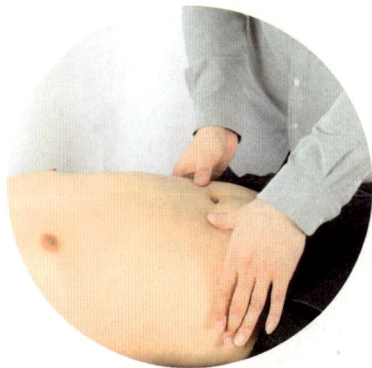

图 7-5-5　揉天枢

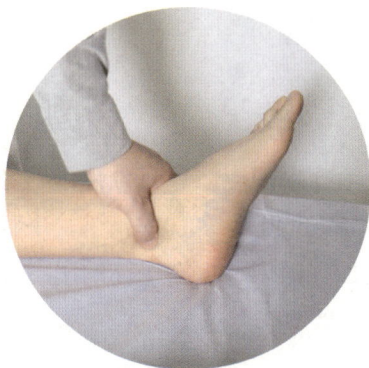

图 7-5-6　揉太溪

二、辨证加减

（1）心脾两虚：表现为记忆力减退、失眠、难以入睡、多梦、易醒、心慌、健忘、神疲、食少，可伴有头晕、目眩、面色少华、四肢倦怠、腹胀、大便溏薄、舌淡、苔薄、脉细无力。可在基本处方的基础上加按揉膻中穴2分钟，按揉梁丘穴2分钟。

（2）肾精不足：表现为记忆力减退，形体疲惫，腰酸腿软，头晕耳鸣，遗精早泄，五心烦热，舌红，脉细数。可在基本处方的基础上加掌擦八髎穴直至发热，约2分钟；于涌泉穴周围行擦法，直至足心发红、发热，约2分钟。

（3）痰浊蒙窍：表现为记忆力减退，嗜卧，神志恍惚，头晕目眩，心悸失眠，胸闷不舒，呕恶多痰，或喉中痰鸣，辘辘有声，舌苔白腻，脉弦滑。可在基本处方的基础上加点按膻中穴2分钟，捺阑门穴直至有气通感。

（4）瘀血阻窍：表现为遇事善忘、心悸胸闷，伴言语迟缓，神思欠敏，表现呆钝，面唇暗红，舌紫暗、有瘀点，脉细涩或结代。可在基本处方的基础上加捏提带脉穴1分钟，以受术者感到酸胀、微微发汗为度。

三、其他疗法

（1）针灸治疗：可选用百会、太溪、中脘、关元等穴。

（2）中药辨证治疗：心脾不足证可用归脾汤加减；肾精亏耗证可用左归丸加减；痰浊扰心证可用温胆汤加减；瘀血痹阻证可用通窍活血汤加减。

（3）自我导引：①调理脾胃需单举；②摇头摆尾去心火；③背后七颠百病消；④九鬼拔马刀势。

四、注意事项

（1）治疗期间应注意充分休息，规律起居，避免用脑过度。

（2）调畅情志，多食用核桃、牛骨髓等补益脑髓之品。

（3）加强锻炼，振奋机体的阳气。

第六节　感冒

感冒是因感受风邪或时行疫毒，肺卫功能失调引起的，以鼻塞、流涕、打喷嚏、头痛、恶寒、发热、身痛、脉浮等为主要临床表现的一种外感病证。

中医学认为，本病是由于感受了风、寒、热等外邪而引起的表证。风寒侵袭，肺窍不通，则鼻塞、流涕，犯于皮肤则恶寒发热、脉浮。感冒全年均可发病，但以冬、春季节为多。病情较轻者称"伤风"；病情较重且在一个时期内引起广泛流行、临床表现相类似的，称为"时行感冒"。感冒的治疗原则是解表散邪。

一、推拿治疗

1. 揉太阳、迎香、攒竹、风池、前额及颈部太阳经

受术者取仰卧位，施术者将双手拇指先后放于太阳、迎香、攒竹穴并施以揉法（图7-6-1至图7-6-3），中指勾揉风池穴、前额及颈部太阳经（图7-6-4至图7-6-6）。每个部位按揉1分钟左右。以上组穴可以疏风解表，缓解头痛。

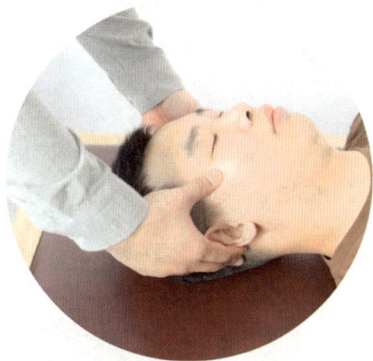

图 7-6-1　揉太阳

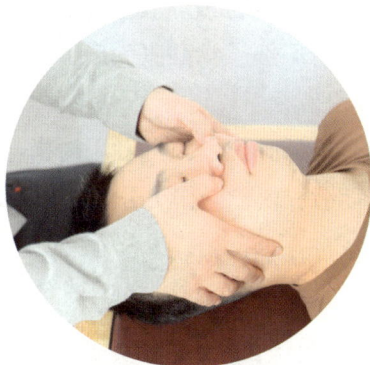

图 7-6-2　揉迎香

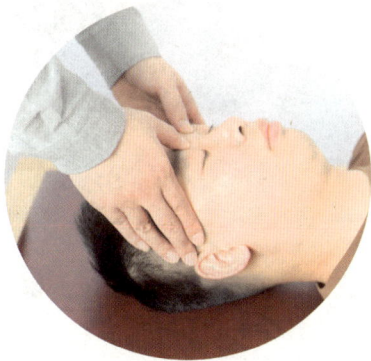

图 7-6-3　揉攒竹

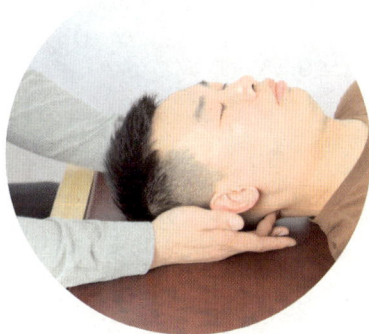

图 7-6-4　揉风池

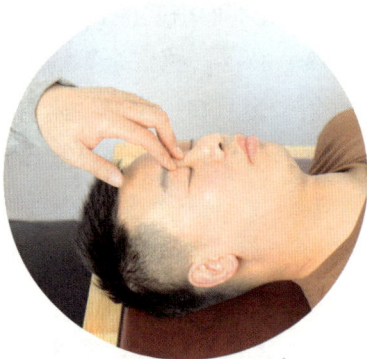

图 7-6-5　揉前额

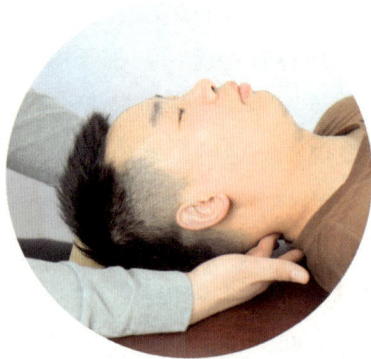

图 7-6-6　揉颈部太阳经

2. 拿肩井

受术者取仰卧位或坐位，施术者以双手拇指及其他四指相对用力拿双侧肩井穴，以受术者局部感觉酸胀为度，持续拿 1 分钟左右（图 7-6-7）。

3. 捏提带脉

受术者取仰卧位，施术者用拇指与其余四指相对用力，将左右带脉穴同时捏住并提起，而后放松，操作 1 分钟，以受术者感到酸胀、微微发汗为度（图 7-6-8）。

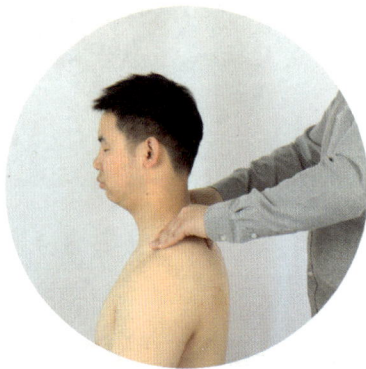

图 7-6-7　拿肩井

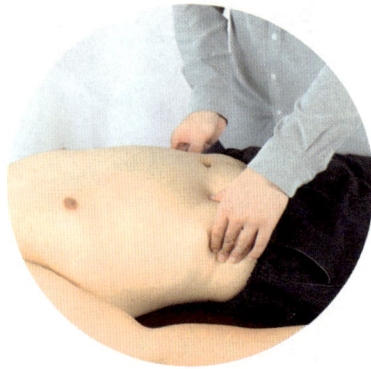

图 7-6-8　捏提带脉

4. 捻膻中

受术者取仰卧位，施术者以一手中指捻膻中穴，左右用力捻按，以受术者感到酸胀为度，操作约 1 分钟（图 7-6-9）。

5. 擦背部膀胱经

受术者取俯卧位，施术者用全掌擦背部膀胱经（重点擦大杼至膈俞部位），以透热为度，操作约 1 分钟（图 7-6-10）。

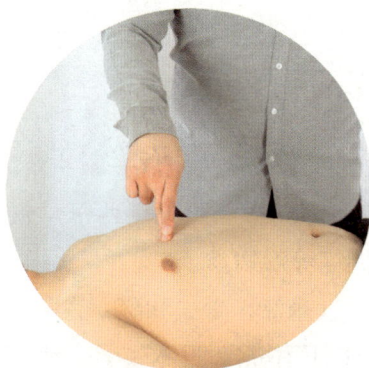

图 7-6-9　捺膻中

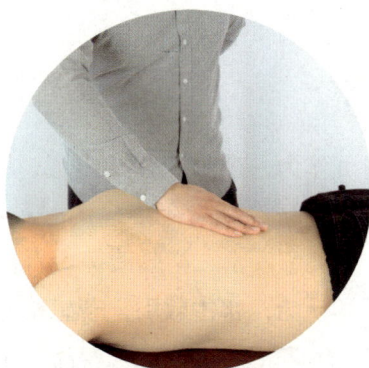

图 7-6-10　擦背部膀胱经

二、辨证加减

（1）风寒感冒：常表现为恶寒、无汗、头痛、鼻塞、涕如清水、打喷嚏、咽喉不痛、不发热或低热（38℃以下），或咳嗽、痰白稀，或见周身酸痛等症。在基本处方基础上加按揉风府、风门穴2分钟。

（2）风热感冒：常表现为发热重、微恶风、头胀痛、有汗、咽喉红肿疼痛、咳嗽、痰黏或黄、鼻塞流黄涕、口渴喜饮、舌尖边红、苔薄白微黄。在基本处方的基础上加揉曲池、大椎穴2分钟，用直推法沿督脉循行自印堂推至大椎穴2分钟。

三、其他疗法

（1）针灸治疗：可选用风池、鱼际、大椎、合谷、列缺等穴。

（2）中药辨证治疗：风寒型用荆防败毒散，风热型用银翘散，暑湿型用新加香薷饮，时邪型用参苏饮。

（3）自我导引：①两手托天理三焦；②韦陀献杵势。

四、注意事项

（1）治疗期间应清淡饮食，规律起居，充分饮用白开水。

（2）避风寒，以免加重病情。

第七节 胃痛

胃痛可作为一个临床症状出现，同时也是生活中常见病之一，主要表现为上腹部、近心前区经常发生疼痛的一种消化道病症。胃痛可见于西医学慢性胃炎、胃溃疡、胃痉挛、十二指肠溃疡、胃神经官能症等疾病。

中医学认为，寒主收引，若感受寒邪，胃气壅滞，胃失和降，胃腑不通则痛；肝为刚脏，性喜条达而主疏泄，若忧思恼怒，气郁而伤肝，肝木失于疏泄，肝气横逆犯胃，阻滞气机，因而发生胃痛；脾胃为仓廪之官，主受纳和运化水谷，若饥饱失常、劳倦过度或久病脾胃受伤等，均能引起脾阳不足，中焦虚寒，亦可由过服寒凉药物而导致脾胃虚寒或胃阴受损，失其濡养，而使脾胃虚弱，不荣则痛。总之，无论是不通，还是不荣，均可致使胃气郁滞，胃气失于和降，引起胃痛。

脏腑推拿治疗胃痛以温阳散寒、疏肝行气、温中健脾手法为主，如摩神阙温阳，揉中脘和足三里健脾，捺气海、天枢行气，等等。

一、推拿治疗

1. 摩神阙及全腹

受术者取仰卧位，施术者以单掌置于腹部，掌心对准神阙穴（肚脐），行摩法；待神阙穴处有热感时，可以神阙穴为中心，扩大施术范围至整个腹部；然后再将摩腹的范围缓慢缩小，直至最后围绕神阙穴进行摩擦（图7-7-1）。在摩神阙及全腹的过程中以受术者觉得腹部有热感为宜。摩腹的频率为每分钟50~70圈，每次持续2分钟。

2. 旋揉中脘

受术者取仰卧位，施术者以单掌虚扣于腹部的中脘穴，以掌心为悬提中心，手掌边缘依次按压在中脘穴周围，持续沿顺时针或逆时针做循环揉动的动作（图7-7-2）。揉腹过程中，应感觉到腹部皮肤、肌肉、脂肪及肠道被带动起来。揉中脘的频率为每分钟40~60圈，每次持续2分钟。

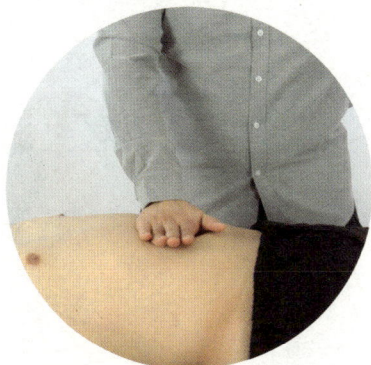

图 7-7-1　摩神阙及全腹

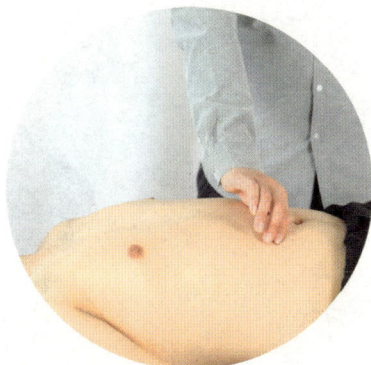

图 7-7-2　旋揉中脘

3. 捻气海、天枢

受术者取仰卧位，施术者以中指指腹先后附着于腹部气海、天枢穴（可单侧交替操作，也可双侧同时操作），围绕中指的纵轴左右捻按，类似于捻按手印的动作（图 7-7-3）。操作以受术者在穴位局部有酸胀感为宜。频率为每分钟 40~60 次，持续操作 2 分钟。

4. 按揉足三里

受术者取仰卧位或坐位，施术者以单手拇指按揉足三里穴（图 7-7-4）。操作过程中，穴位局部应有明显酸胀感。按揉的频率为每分钟 50~70 圈，持续操作 2 分钟。

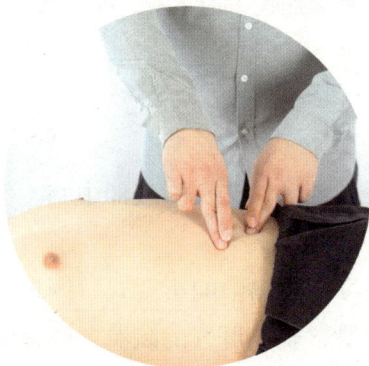

图 7-7-3　捻气海、天枢

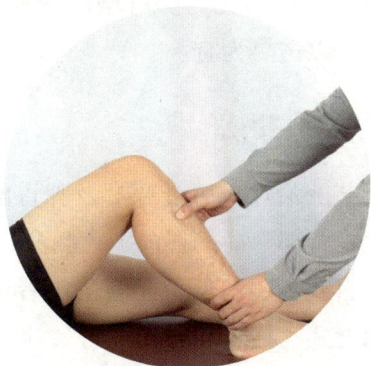

图 7-7-4　按揉足三里

5. 点揉脾俞、胃俞

受术者取俯卧位，施术者以双手拇指放在脾俞穴按揉，微微用力，以受术者感到酸胀为宜，保持此力量持续按揉 0.5 分钟，然后以同样操作按揉胃俞 0.5 分钟（图 7-7-5 及图 7-7-6）。

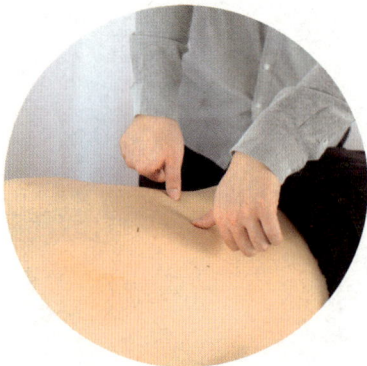

图 7-7-5 点揉脾俞   图 7-7-6 点揉胃俞

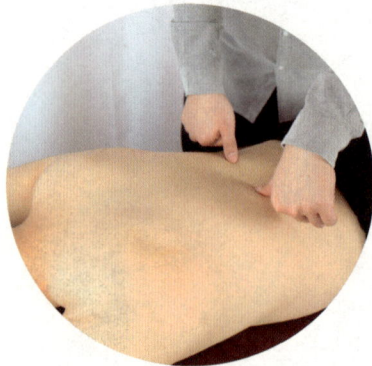

二、辨证加减

（1）感受寒邪：表现为胃痛突然发作，胃脘部怕冷喜热，得热痛减，口淡，苔薄白，脉弦。可增加摩关元，操作 2 分钟；擦膀胱经在背部的循行区 2 分钟，以透热为宜。

（2）肝气犯胃：表现为胃脘部胀满，胃痛，伴随情志异常发作，胁肋部疼痛，脉弦紧。可加按揉章门、期门穴，每穴按揉 2 分钟；捋肝经、胆经腹部循行区域，每条经每侧捋 2 分钟。

（3）脾胃虚弱：表现为胃部隐隐作痛，喜温喜按，神疲乏力，大便不成形，舌淡、苔白，脉弱无力。可增加按揉脾俞、大肠俞、命门穴，每穴按揉 2 分钟；直擦督脉，以透热为宜。

三、其他疗法

（1）艾灸治疗：感受寒邪及脾胃虚弱的患者可以艾灸胸腹部中脘、气海、关元穴，以及背部脾俞、胃俞、大肠俞、命门穴等。

（2）自我导引：肝气犯胃的患者可以练习八段锦中的第三式"调理脾胃需单举"及第七式"攒拳怒目增气力"，以舒展筋脉，辅助肝气的疏泄，健脾调胃。

四、注意事项

（1）按照上述方法调理后，若胃痛仍持续，需及时就医，明确诊断，避免病情加重。

（2）调理期间需清淡饮食，少食多餐，减轻脾胃负担。

第八节　胃下垂

胃下垂是一种慢性疾病，多因身体羸瘦或气血亏损、脾胃虚弱而致胃张力降低，在立位检查时可见胃小弯弧线最低点位置下降到髂嵴连线以下。胃的正常位置，多在左季肋部，少数在上腹部。胃能保持在正常位置，主要依赖于韧带的机械固定、邻近器官的支撑、胃壁肌层张力及腹腔压力平衡的综合作用。

中医学认为，脾胃素虚、产后气血两亏，或情志不遂、过度劳累、饮食不节、饭后剧烈运动而致脾胃损伤，脾胃功能减退，运化失司，进而生化之源不足，日久元气亏损，中气下陷，升举无力所致。本病多见于瘦长体型，站立时胃脘部凹陷，腹部凸出，有下坠感，下腹部发胀，食后尤为明显，纳呆，消化不良，便秘，排出粪便如羊屎状，亦可见便秘和腹泻交替出现，常伴有头晕、少寐、心悸、身疲乏力、腰膝酸软等症。

本病的治疗原则以健脾和胃、补中益气为主。

一、推拿治疗

1. 层按气海、关元

受术者取仰卧位。施术者选取气海、关元行层按法，患者可感觉双下肢有热、胀感（图 7-8-1 及 7-8-2）。

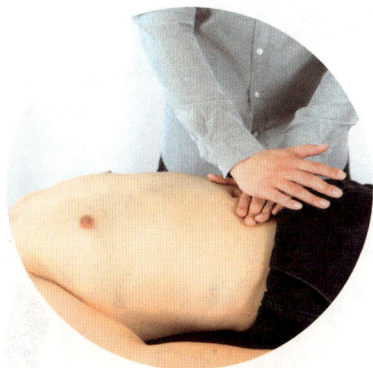

图 7-8-1　层按气海　　　　　　　图 7-8-2　层按关元

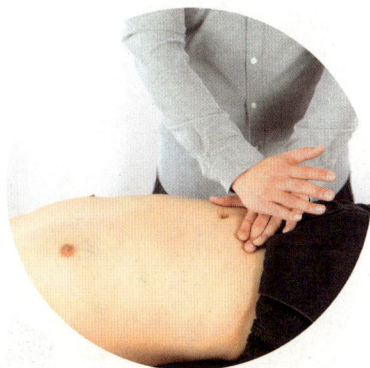

2. 揉神阙

受术者取仰卧位。施术者以神阙穴为中心，运用揉法沿逆时针操作，频率为每分钟 20 次，操作 1 分钟，以受术者腹部出现温热感，胃肠蠕动增强，并有"咕噜"的肠鸣音为佳（图 7-8-3）。

3. 推托胃脘

受术者取仰卧位或坐位。施术者左手四指并拢，以指面和小鱼际着力托住胃部，由下向上反复托推 8~10 次，以受术者腹部坠胀感减轻为度，动作宜轻柔缓慢（图 7-8-4）。

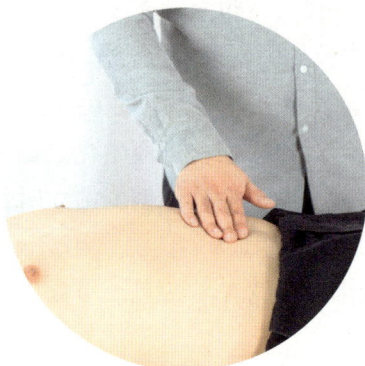

图 7-8-3　揉神阙

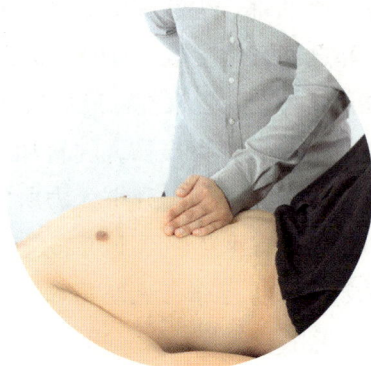

图 7-8-4　推托胃脘

4. 掌合神阙、气海

受术者取仰卧位。施术者以双手掌面相对放置于神阙、气海穴两侧，上臂施力，同时向受术部位均匀而持续地推运，最终合归聚拢，频率为每分钟 10~20 次，每穴操作 1 分钟（图 7-8-5）。

5. 提拿胃经

受术者取仰卧位，施术者以拇指和示指关节沿着腹部足阳明胃经走行（约位于脐旁 2 寸处）施提拿法，反复操作 5~7 次，以受术者胃脘部有温热感为度（图 7-8-6）。

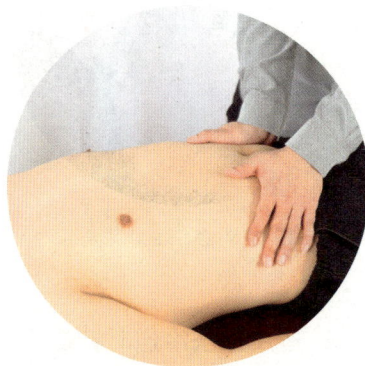

图 7-8-5　掌合神阙、气海

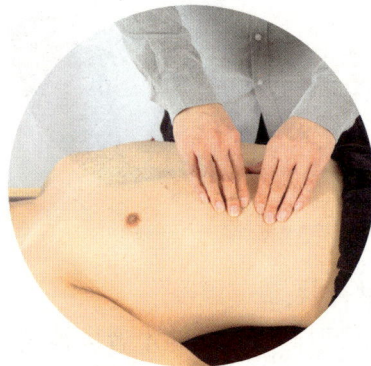

图 7-8-6　提拿胃经

6. 提插肩胛

受术者取仰卧位。施术者四指并拢，指尖从一侧肩胛骨内下缘向斜上方随着受术者呼吸插入肩胛骨与肋骨之间 2~3 寸，同时另一手顶按住其肩膀，持续 1~2 分钟，待受术者胃部有上提之感，随后缓缓将手收回，重复进退 2~3 次（图 7-8-7）。

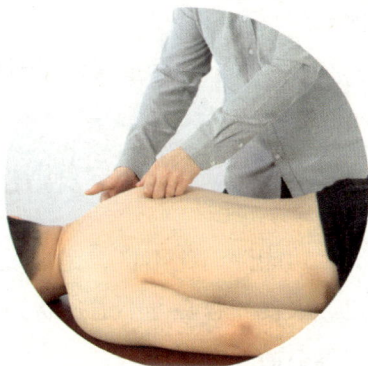

图 7-8-7　提插肩胛

二、辨证加减

（1）肝郁脾虚：症见胸胁及胃脘部疼痛、胀满不适，每遇情志不畅则加重，不思饮食，食后胃脘部胀甚，身困乏力，常伴有嗳气、反酸、呃逆、大便稀溏等。舌淡，苔薄白或腻，脉弦细。加指揉章门、期门穴 2 分钟，横擦两侧胁肋部。

（2）中气下陷：症见素体体弱，脘腹坠胀，食后、站立或劳累后加重，纳差食少，面色萎黄，倦怠乏力，舌淡或有齿痕，苔薄白，脉细或缓。加掐揉内关、合谷、足三里穴 2 分钟，指揉脾俞、胃俞穴 2 分钟。

三、其他疗法

（1）中药辨证治疗：中气下陷型用补中益气汤加减；肝郁脾虚型用柴胡疏肝散合四君子汤加减。

（2）自我推拿：①自身仰卧，两手放于身体两侧、掌心向上，髋关节、膝关节屈曲，接着逐渐向上伸直，慢慢使臀部、髋部和腰部离床，同时双手放于髋或腰背部支撑，继续上抬躯干，最终以肩背为支点倒立，保持 2~3 分钟后缓慢下落恢复至平卧，重复进行 3~5 次。②右手掌侧紧贴腹部，左手压在右手上，沿逆时针方向摩腹 5~10 分钟，循序而进。

（3）自我导引：①两手托天理三焦；②怒目攥拳增气力。

（4）腹肌锻炼：①仰卧抬腿：患者仰卧，双下肢伸直，交替抬高，做 2~4 个 8 拍；②收腹抬腿：患者仰卧，双下肢伸直，同时抬高并收腹，做 2~4 个 8 拍；③仰卧踏车：患者仰卧，双下肢抬高，交替做"踏自行车"动作，2~4 个 8 拍。

四、注意事项

（1）生活起居要有规律，保持心情舒畅。

（2）饮食节制，应少食多餐，忌食酸辣刺激或不易消化的食物，尽可能少饮水。

（3）胃下垂严重者，平时可用胃托辅助支撑。

第九节 功能性消化不良

功能性消化不良，是以反复或持续发作的上腹部疼痛、餐后饱胀、嗳气、呃逆、厌食、恶心等不适症状为主要表现的病症。本病主要因感受外邪、饮食不节、情志不畅等引起。

中医学认为，寒主收引，若感受寒邪，胃失和降则呃逆、嗳气；胃腑不通则腹痛，餐后饱胀、厌食。肝喜条达，若忧思恼怒，气郁伤肝，肝气不舒，横逆犯胃，使胃气阻滞，则致呃逆、胃胀、胃痛。脾为"水谷之海"、气血生化之源，主运化水谷，若饮食不节，脾胃功能受损，亦可出现消化道症状。

治疗上以健脾疏肝、理气和胃为主，通过调节肝的疏泄功能，借助脾气宜升的特点，使气机升降如常，胃的和降功能恢复。常用治疗方法包括层按中脘、点章门、按揉足三里等。

一、推拿治疗

1. 层按中脘

受试者取仰卧位。施术者站于受术者左侧，双手放在中脘穴，缓慢下按至手下有明显搏动感，保持此按压力量及层次 2 分钟，待受术者下肢出现酸胀、凉、麻等感觉，然后缓慢上抬约 1.5 分钟（图 7-9-1）。

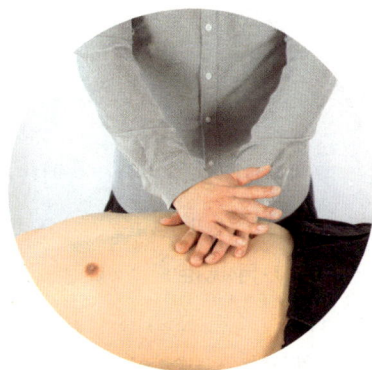

图 7-9-1 层按中脘

2. 掌运神阙一线

受试者取仰卧位。施术者右手放于腹部一侧，平神阙穴（肚脐），沿其水平方向施掌运法，力度不用太大，反复操作 10 次（图 7-9-2）。

3. 点章门

受试者取仰卧位。施术者双手示指指间关节屈曲，其他手指握拳，以示指近侧指间关节突起部着力，点压于章门穴，拇指末节尺侧缘紧压示指指甲部以助力，前臂与示指主动施力，持续垂

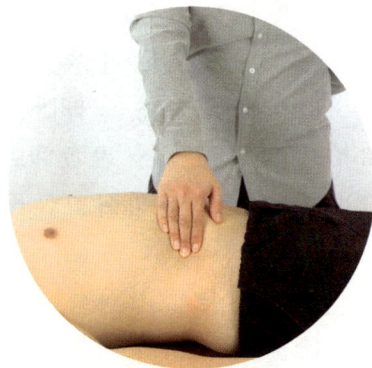

图 7-9-2 掌运神阙一线

直点压约 1.5 分钟（图 7-9-3 ）。

4. 按揉足三里

施术者单手拇指指腹置于一侧足三里穴上，其余四指自然握持小腿后外侧肌肉作为辅助支撑，拇指发力按揉穴位，操作完成后换对侧足三里穴按揉（图 7-9-4 ）。操作过程中，应以穴位局部有明显酸胀感为宜。按揉的频率为每分钟 50~70 圈，持续操作 2 分钟。

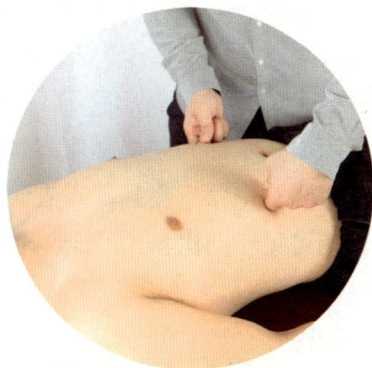

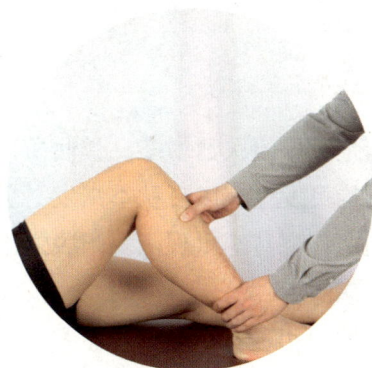

图 7-9-3　点章门　　　　　　　　图 7-9-4　按揉足三里

二、辨证加减

①感受寒邪：症见胃痛突然发作，胃脘部畏寒喜温，得热痛减，口淡，苔薄白，脉弦。可增加摩关元，操作 2 分钟，以透热为宜。

②肝气犯胃：多于生气后出现，症见胃脘部胀满，且伴有胁肋部疼痛。可增加按揉期门、太冲，每穴按揉 2 分钟；捋胆经、肝经腹部循行区域，每经捋 2 分钟。

③脾胃湿热：症见胃部痞满疼痛，口干口苦，厌食或恶心，小便黄。可增加按揉下巨虚、阴陵泉、三阴交，每穴 2 分钟，以局部酸胀为宜。

三、其他疗法

（1）艾灸：感受寒邪及脾胃虚弱者可以艾灸中脘、神阙、天枢、三阴交等穴。

（2）自我导引：肝气犯胃者可以选择练习八段锦第三式"调理脾胃需单举"及易筋经第七式"摘星换斗势"，以辅助肝气的疏泄，健脾和胃、调畅气机。

四、注意事项

（1）纠正不良饮食习惯和嗜好，不贪食，少食辛辣、肥腻等刺激性食物。

（2）功能性消化不良常反复发作，见效容易但治愈较慢，因此自觉症状消失后仍需坚持治疗一段时间，防止病情反复。

（3）保持心理健康，避免悲观、焦虑情绪，保证充足的睡眠，学会自我调节。

第十节　腹泻

腹泻是以排便次数增多，粪便质稀，甚至泻出如水样为主要临床表现的疾病。一年四季均可发生，以夏秋季高发。轻者治疗得当，则预后良好；重者腹泻过度，易见气阴两伤，甚至出现阴竭阳脱之重症。腹泻可见于西医学胃肠炎、食物中毒、炎症性肠病等。

本病主要由饮食所伤、感受外邪、情志不畅、年老体弱或久病体虚等引起脾胃与大小肠功能失调所致。在治疗上以扶正祛邪、健脾祛湿、调理脏腑为主。常用脏腑推拿手法如按揉中脘、脾俞、天枢、大肠俞，俞募配穴以调理脾胃运化功能及大肠传导功能。

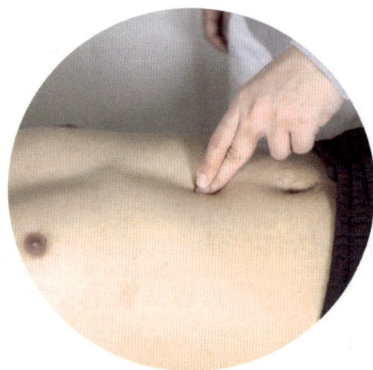

图 7-10-1　按揉中脘

一、推拿治疗

1. 按揉中脘、天枢

受术者取仰卧位。施术者用单手示指或中指置于中脘穴，微微用力，以受术者局部感到明显酸胀为宜，保持此力量持续 1 分钟（图 7-10-1）。然后再以两手拇指或中指分别放在两侧天枢穴，以同样操作按揉 1 分钟（图 7-10-2）。

2. 按揉脾俞、大肠俞

受试者取俯卧位。施术者双手拇指置于脾俞穴按揉，微微用力，以受术者感到酸胀为宜，保持此力量持续按揉 0.5 分钟（图 7-10-3）。然后移至大肠俞，以同样操作按揉 0.5 分钟（图 7-10-4）。

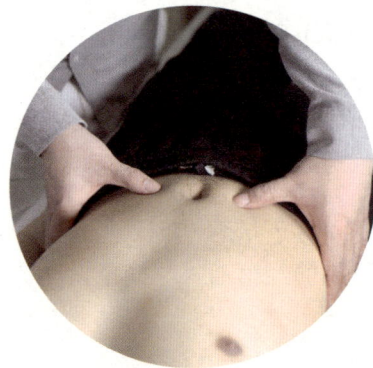

图 7-10-2　按揉天枢

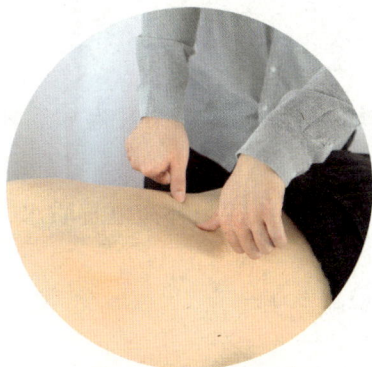

图 7-10-3　按揉脾俞

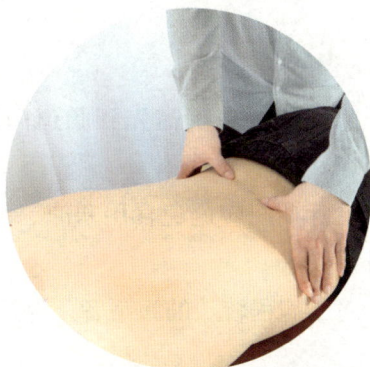

图 7-10-4　按揉大肠俞

3. 掌摩全腹

受术者取仰卧位。施术者用手掌掌面在其腹部摩动，轻轻用力，以神阙穴为中心，在整个腹部按逆时针方向环旋摩动约 2 分钟，受术者全腹部会有温热感（图 7-10-5）。

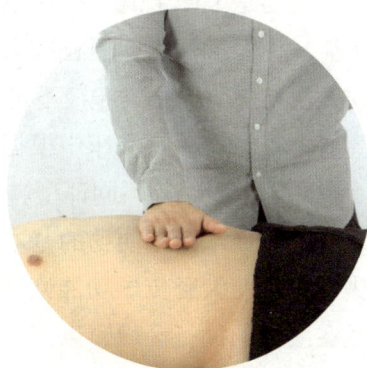

图 7-10-5　掌摩全腹

二、辨证加减

（1）感受寒邪：症见胃痛突然发作，胃脘部怕冷喜热，得热痛减，口淡，苔薄白，脉弦。可增加摩关元，操作 2 分钟；擦膀胱经在背部的循行区 2 分钟，以透热为宜。

（2）肝气犯胃：症见胃脘部胀满，胃痛伴随情志问题发作，且胁肋部疼痛，脉弦紧。可增加按揉章门、期门，每穴按揉 2 分钟；捋胆经、肝经的腹部循行区域，每经捋 2 分钟。

（3）脾胃虚弱：症见胃部隐隐作痛，喜温喜按，神疲乏力，大便不成形，舌淡，苔白，脉弱无力。可增加按揉肾俞、命门，每穴按揉 2 分钟。按揉后擦肾俞、命门穴所在的腰骶部，以透热为宜。

三、其他疗法

（1）艾灸治疗：感受寒邪及脾胃虚弱者可以艾灸腹部中脘、气海、关元，以及背部的脾俞、胃俞、大肠俞、命门等穴。

（2）自我导引：肝气犯胃者可以选择练习八段锦第三式"调理脾胃需单举"及第六式"攒拳怒目增气力"，以疏肝理气。

四、注意事项

（1）急性腹泻患者需先到肠道门诊就诊，排除肠道感染性疾病后才可推拿治疗。

（2）治疗期间应避免食用寒凉、油腻等食物，可适当补充电解质水，避免电解质紊乱及脱水。

（3）对于病程较长的腹泻者，保持心情舒畅尤为重要。

第十一节　便秘

便秘是大便干燥，排便不通，或排便时间延长，或欲大便而难以排出的一种病症。中医学认为，便秘属大肠传导功能失常，但与脾胃及肾的关系密切。本病的发生与燥热内结、津液不足，情志失和、气机郁滞，以及劳倦内伤、身体衰弱、气血不足等有关。临床中根据病因不同，可将其分为胃肠燥热、气机郁滞、气血亏虚、阴寒凝结等不同证型。

脏腑推拿治疗便秘的基本原则是和肠通便，即通过调节气机、调整脏腑的寒热虚实，使大肠传导功能恢复正常，大便自通。例如，顺时针摩腹，捋肝经、胃经在腹部的循行区域，以调畅气机，气行则促进大便的排泄。具体治疗时可再根据不同分型辨证加减。

一、推拿治疗

1. 顺时针摩腹

受试者取仰卧位。施术者用全掌摩法，沿顺时针方向摩腹（图 7-11-1）。手法力度因人而异，有些实证受术者，如果手法力度偏大会有疼痛等不适，则需要轻柔一些；有些虚证受术者，反而力度稍大一些会更舒适，则可适当加大摩腹力度。每次操作 3~5 分钟。

2. 捋肝经、胃经腹部循行区域

受试者取仰卧位或坐位。施术者以手掌或五指指腹，捋肝经、胃经在腹部的循行区域（图 7-11-2）。便秘者大多存在胃肠气机不畅的情况，此手法是调畅气机的重要方法，施用后受术者会有腹部通畅感。频率为每分钟 60~80 次，每侧各操作 1~2 分钟。

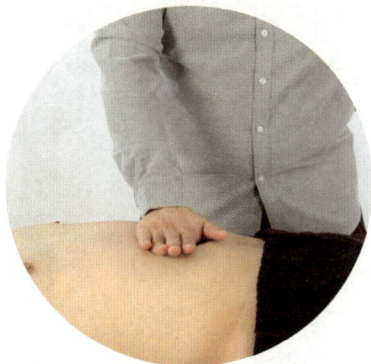

图 7-11-1　顺时针摩腹

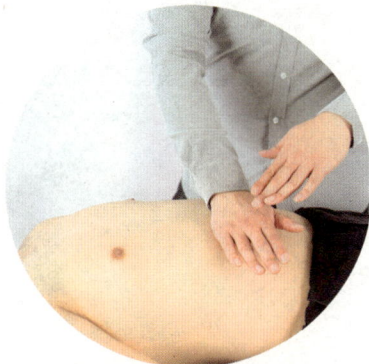

图 7-11-2　将肝经、胃经腹部循行区域

3. 按揉中脘、天枢、大横

受试者取仰卧位。施术者以按揉法分别施于中脘、天枢、大横穴，单侧依次或两侧同时按揉均可，每穴约 1 分钟（图 7-11-3 至图 7-11-5）。此三穴是腹部调理胃肠的重点穴位，可以加强揉法调畅胃肠气机的作用，促进排便。其中天枢具有双向调节作用，便秘与腹泻均可应用。

4. 掌振神阙

受试者取仰卧位。施术者以单手或双手掌面着力置于腹部神阙穴，然后通过前臂及手部肌肉的快速收缩而产生强烈快速的震颤感，频率为每分钟 15 次，持续约 2 分钟，以受术者感觉腹部舒畅和温热为宜（图 7-11-6）。振法作用于神阙穴具有温中理气、消积导滞的作用。

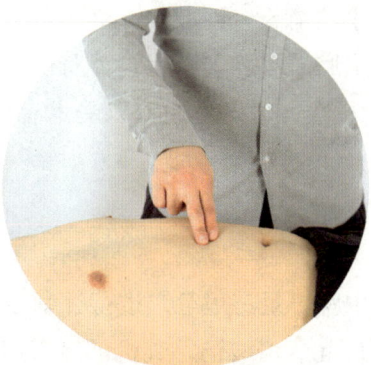

图 7-11-3　按揉中脘

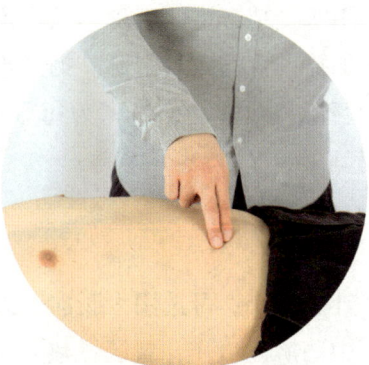

图 7-11-4　按揉天枢

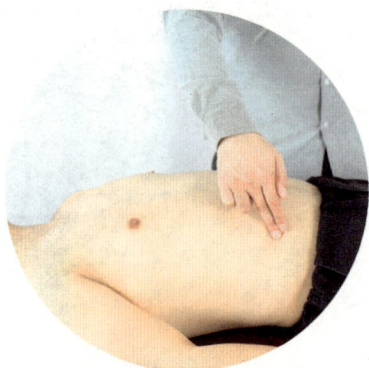

图 7-11-5　按揉大横　　　　　　　　图 7-11-6　掌振神阙

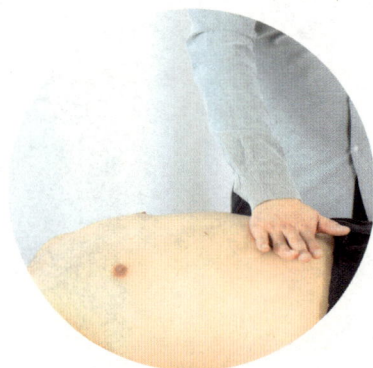

二、辨证加减

（1）胃肠燥热：表现为大便干、小便短赤、口干、心烦等火热症状。可增加按揉曲池、合谷、足三里等穴，每穴2分钟。

（2）气机郁滞：表现为有便意而难以排出，常伴有腹胀痛、侧胸部及腹部憋闷、嗳气多、饮食少等症状。推拿手法可加迎巨阙穴，捺泻左侧梁门、右侧石关，以及双侧阑门、天枢穴，频率为每分钟40次，各操作1分钟，以感觉气通肠动为佳。

（3）气血亏虚：表现为大便无力，便后汗出、短气，面色发白，头晕目眩，心悸等。推拿手法加捺扫两侧膀胱经心俞至胃俞穴。频率为每分钟50次，每侧各操作3遍，每遍操作约2分钟，力度适中，以受术者局部皮肤透热为度。

（4）阴寒凝结：主要表现为大便困难、小便清长、四肢冷、喜热恶寒等症状。推拿手法加捺扫背俞穴及督脉。拇指着力先沿膀胱经脾俞、胃俞、肾俞、大肠俞，再沿背部督脉一线移动，频率为每分钟40~60次，力度适中，以受术者局部皮肤透热为度。

三、其他疗法

（1）针灸治疗：可选用大肠俞、天枢、中脘、足三里等穴进行针刺。

（2）中药辨证治疗：胃肠燥热者用麻子仁丸或增液汤，气机郁滞者用六磨汤，气虚明显者用黄芪汤，血虚明显者用润肠丸，阴寒凝结者用温脾汤合半硫丸或用济川煎。

（3）自我导引：①易筋经第四式摘星换斗势，第六式出爪亮翅势，第八式三盘落地势；②八段锦第三式调理脾胃须单举。

四、注意事项

（1）合理膳食，以清淡饮食为主，适当搭配粗纤维食物及水果，忌辛辣油腻。

（2）养成定时排便的良好习惯，逐渐建立生物钟，以便每天能在固定时间有便意。

（3）保持心情舒畅，加强体育锻炼，有助于改善胃肠功能。

第十二节　尿潴留

尿潴留是指膀胱内充满尿液而不能正常排出，以膀胱充盈、小腹胀痛、不能自行排尿为主要表现，属中医学"癃闭"的范畴。本病常由尿路感染、前列腺增生等疾病引发。

癃闭的基本病机为膀胱气化功能失常。膀胱具有储尿和排尿功能，功能异常则尿液不能正常排出。此外，尿液的排除亦依赖于肾的气化功能，又与三焦关系密切。三焦主运行津液，总司全身气机和气化。若三焦气化失常，则水液不能正常排泄。

本病的治疗原则为平衡阴阳、调节膀胱开阖，常用脏腑推拿手法包括层按中极，按揉三焦俞、肾俞、膀胱俞，等等。

一、推拿治疗

1. 层按中极

受试者取仰卧位。施术者站于受试者左侧，双手放在中极穴，缓慢下按约 1.5 分钟，至手下有明显搏动感，保持此按压力量及层次 2 分钟，待受术者下肢出现酸胀、凉、麻等感觉后缓慢上抬，此过程约 1.5 分钟（图 7-12-1）。中极为膀胱经的募穴，虚证、寒证用提法，实证、热证用攻法或散法，虚实夹杂证受术者用带法。

2. 掌摩中极、关元、气海

施术时，分别以腹部中极、关元、气海为

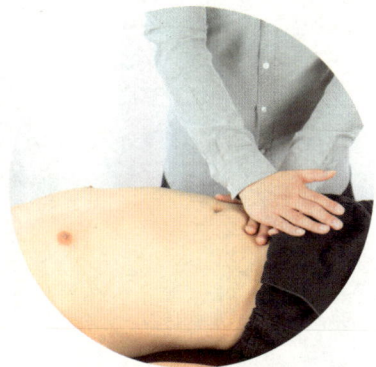

图 7-12-1　层按中极

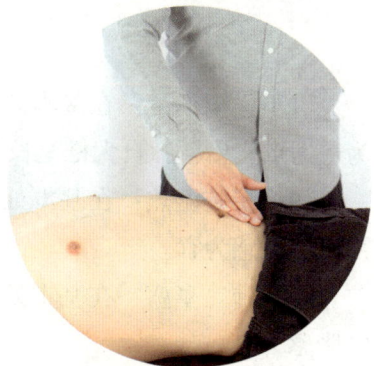

图 7-12-2　掌摩中极、关元、气海

中心做掌摩法，频率为每分钟 100 次，操作 1~2 分钟，以局部有热感为宜（图 7-12-2）。

3. 按揉三焦俞、肾俞、膀胱俞

受试者取俯卧位。施术者以拇指指腹按揉三焦俞、肾俞、膀胱俞，操作 1~2 分钟，以受试者局部有酸胀感为宜（图 7-12-3 至图 7-12-5）。

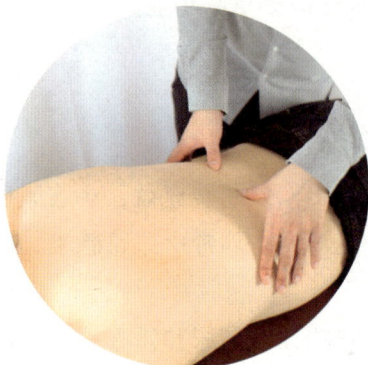

图 7-12-3　按揉三焦俞

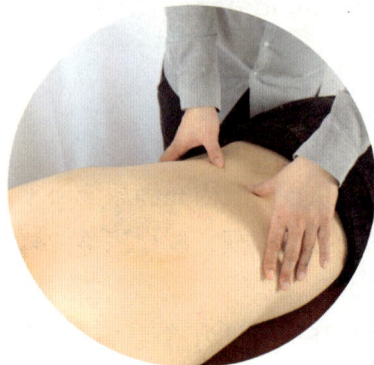

图 7-12-4　按揉肾俞

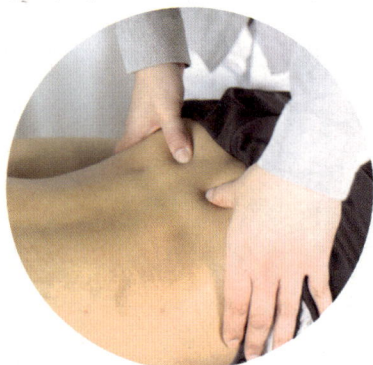

图 7-12-5　按揉膀胱俞

二、辨证加减

（1）肾阳不足：在基本处方的基础上加直擦督脉。以全掌、大鱼际或小鱼际为着力点，沿督脉自大椎至长强穴施擦法，以背部透热为度。

（2）膀胱湿热：在基本处方的基础上加按揉阴陵泉、三阴交、八髎穴，以局部有酸胀感为宜。

（3）肺热壅盛：在基本处方的基础上加按揉中府、太渊、合谷穴，以局部有酸胀感为宜。

（4）肝气郁滞：在基本处方的基础上加按揉章门、期门穴，以局部有酸胀感为宜。

（5）痰浊阻滞：在基本处方的基础上加按揉丰隆、三阴交穴，以局部有酸胀感为宜。

三、其他疗法

（1）针灸治疗：可选用关元、下脘、神阙、中极、水分、水道、归来等穴。

（2）中药辨证治疗：膀胱湿热者用八正散加减，肺热壅盛者用清肺饮加减，肝气郁滞者用沉香散加减，浊瘀阻塞者用代抵当丸加减，脾气不升者用补中益气汤合春泽汤加减，肾阳不足者用济生肾气丸加减。

（3）自我导引：①两手托天理三焦，以调节三焦气化及运行津液的功能；②怒目攒拳增气力，以促进三焦运行津液。

四、注意事项

在治疗的同时，锻炼肌肉力量也非常重要，受术者可自行徐徐用力，收缩腹肌，加大腹压，尝试排尿。尽量少吃酸性食物，以防酸性收涩，使病情反复。

第十三节　面瘫

面瘫是一种常见的面部疾患，以患侧额纹消失、不能皱眉、眼裂变大、口角歪斜、讲话漏风、流涎等为主要症状。本病可发生于任何年龄，通常为单侧发病，双侧发病极为少见。

中医学认为本病可分为风寒、风热和气血不足等证型，且多由人体正气不足，经脉亏虚所致，风邪夹其他邪气侵袭面部经络，使气血痹阻，筋脉失于濡养而弛缓不收。

脏腑推拿治疗本病以温阳散寒、疏风通络为主，常将远端取穴与局部取穴相结合，如层按中脘调补脾胃配合按揉局部舒筋通络等。

一、推拿治疗

1. 层按中脘

施术者于中脘行层按法，若外感风寒、风热，选用层按法中的带法；若为气血不足之证，选用层按法中的提法。此处手法要尽量柔和，主要目的是调理受术者机体正气（图7-13-1）。

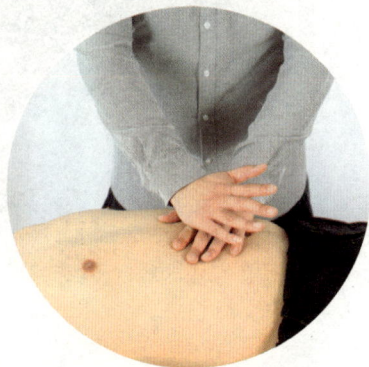

图 7-13-1　层按中脘

2. 一指禅推患侧胃经、膀胱经颜面部循行区

施术者自印堂开始，沿胃经、膀胱经在额部及颥部的循行区域施推法，往返操作 5 分钟；再自太阳开始，沿胃经、膀胱经在面颊及下颌部的循行区域往返操作约 5 分钟。操作以使受术者面部有舒缓通畅感为佳（图 7-13-2）。

3. 按揉患侧胃经、膀胱经颜面部穴位

施术者用拇指重点按揉胃经、膀胱经在面部的穴位，包括地仓、颊车、迎香、攒竹、睛明、眉冲穴等，每穴约 30 秒，促进面部经络气血流通（图 7-13-3）。

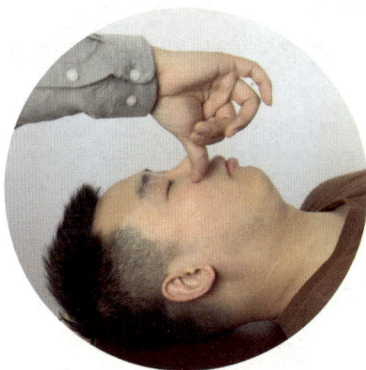

图 7-13-2　一指禅推患侧胃经、膀胱经颜面部循行区

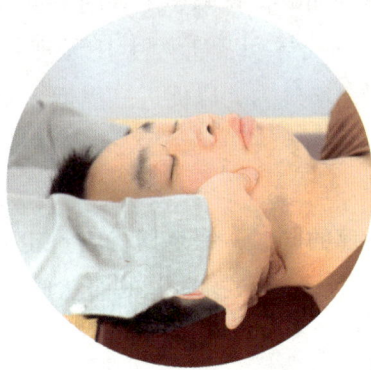

图 7-13-3　按揉患侧胃经、膀胱经颜面部穴位

4. 抹、揉颜面部

施术者用双手拇指行抹法，自印堂向左右抹至两侧太阳穴 6~8 次，从印堂向左右抹上下眼眶 6~8 次，从迎香沿两侧颧骨抹向耳前听会 6~8 次，再用大鱼际揉患侧前额及颊部 3~5 分钟（图 7-13-4）。目的是使受术者面部肌肉得到放松。

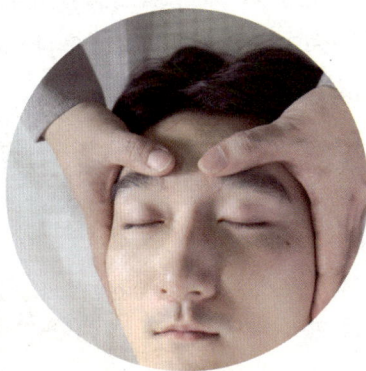

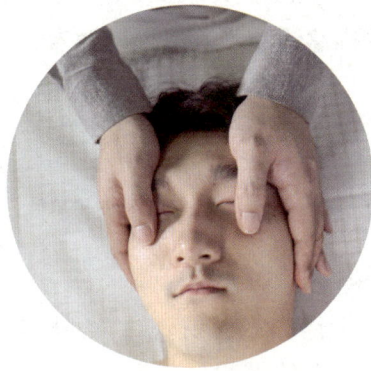

图 7-13-4　抹、揉颜面部 -1

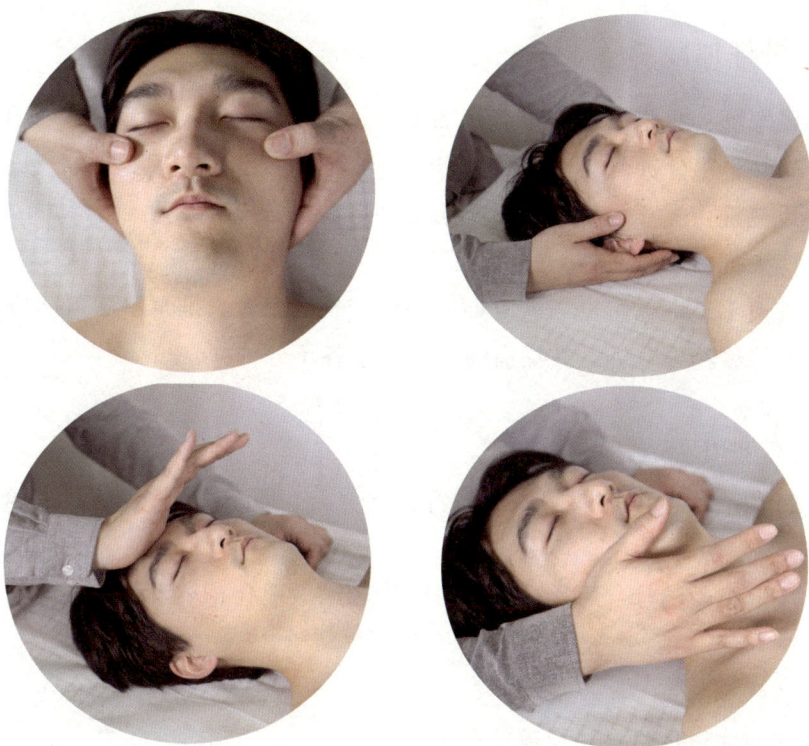

图 7-13-4　抹、揉颜面部 -2

5. 拿合谷

施术者拿受术者健侧合谷穴 1 分钟，此穴得气感比较强，注意操作时以受术者能耐受为度（图 7-13-5）。

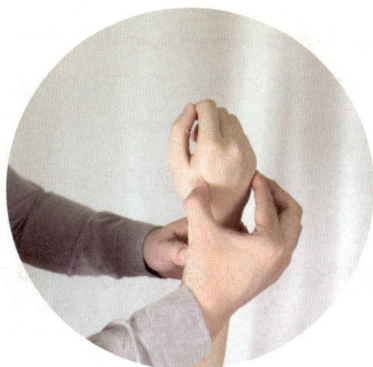

图 7-13-5　拿合谷

二、辨证加减

（1）风寒证：见于发病初期，患者有受凉经历，舌淡苔薄白。推拿手法可加拿风池、肩井各1分钟。

（2）风热证：见于发病初期，大多发生于感冒发热后，舌红苔薄黄。推拿手法可加按揉大椎、拿风池各1分钟。

（3）气血不足证：多见于恢复期或病程较长的患者。推拿手法可加捺扫膈俞、脾俞、胃俞一线约5分钟，按揉血海、足三里各1分钟。

三、其他治疗

（1）针灸治疗：可选取阳白、攒竹、丝竹空、四白、迎香、地仓、颊车等穴进行针刺。

（2）中药贴敷治疗：可用疏经通络的中药贴敷地仓、颊车等穴。

四、注意事项

（1）平时注意休息，忌熬夜、劳累。

（2）注意面部保暖，免受风寒刺激。

（3）眼睛不能闭合者，可外用眼膏或戴眼罩以保护角膜免受损伤。

第十四节　肥胖

肥胖是人体脂肪积聚过多所致。若进入体内的食物热量超过消耗量，则多余的热量主要转化为脂肪，储存于各组织皮下，形成肥胖。本症多与饮食不节、营养过度或体力消耗较少等有关。

中医学认为，肥胖与脾胃、肝、肾等脏腑失调有关，是由暴饮暴食、过食肥甘，脾胃运化功能失常，痰湿内聚所致，病机总属气虚、痰湿偏盛，所以治疗时也要从脏腑病机入手。脏腑推拿治疗本病的原则是健脾胃、化痰湿。

一、推拿治疗

1. 揉颈项

施术者用双手交替从头部枕后开始按揉颈项部，以拇指及其余四指相对用力，用前臂转动带动手掌做环形揉动，自上而下缓慢移动，往返操作20~50次，要求柔和深透，受术者有酸胀感，沿颈部传导（图7-14-1）。

2. 拿肩井

施术者用拇指和其余四指相对用力，以肩井穴为中心，提拿受术者肩部肌肉，自颈根部到肩头边提边松，放松时可将肌肉从手中滑脱，但手指不要离开原位皮肤，提拿20~30次，用力应由轻渐重（图7-14-2）。

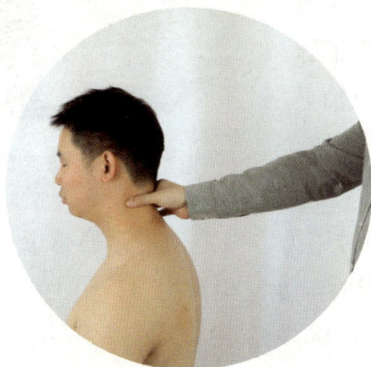

图 7-14-1　揉颈项

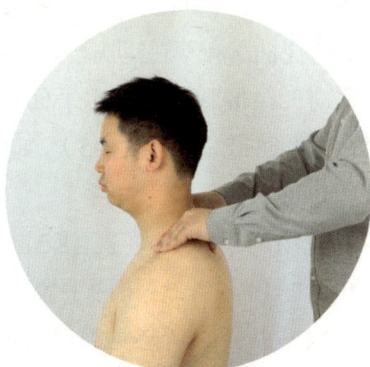

图 7-14-2　拿肩井

3. 捋肝经腹部循行区

受术者取仰卧位。施术者双手拇指自然伸直，四指微并拢，用手掌面贴于皮肤，略向下压按，手掌及腕关节自然伸直，通过肘关节及肩关节的屈伸活动带动手掌沿直线或弧线在肝经腹部循行区域由上至下行快速的单向回拉动作，双手交替操作，有如捋物，频率约为每分钟80次（图7-14-3）。

4. 提拿腹部

施术者以手掌在腹部以脐为中心，然后双手前后交叉将腹直肌提起，由上腹部提拿腹部数次（图7-14-4）。

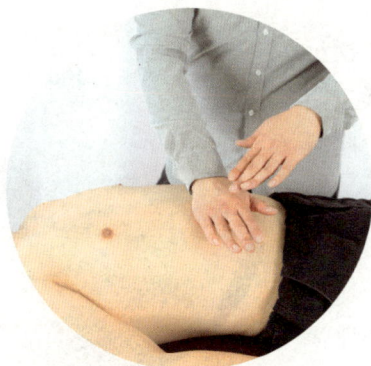

图 7-14-3　捋肝经腹部循行区

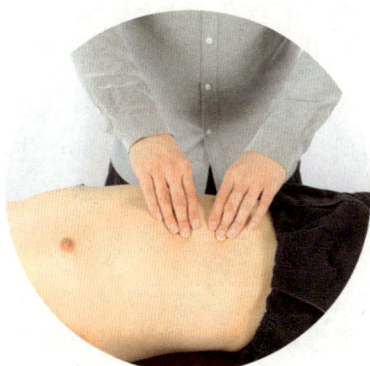

图 7-14-4　提拿腹部

5. 掌运腹部

施术者以右手示指、中指、无名指、小指指腹和掌根部着力，呈拱手状，扣放于带脉穴上。先以掌根部着力，腕关节略背伸，上臂主动用力，由一侧带脉穴向正中移动，沿带脉穴水平面做弧形推送；继以示指、中指、无名指及小指指腹着力，腕关节略屈曲，前臂主动用力，由另一侧带脉穴向正中移动，在带脉穴所在水平面沿身体纵轴上下移动并做弧形回带（图 7-14-5）。如此反复操作。

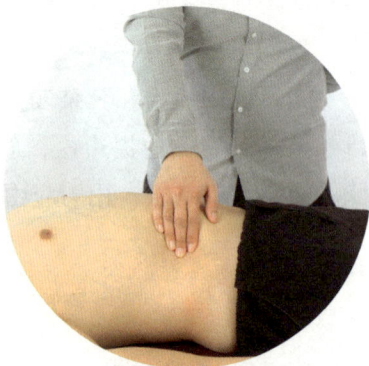

图 7-14-5　掌运腹部

6. 搓揉四肢

施术者先用两手掌心置于上肢上端，相对用力，由上向下，搓揉上肢内外侧 20~30 次（图 7-14-6）；后将两手置于下肢腹股沟处，相对用力，由上向下，搓揉下肢 10~20 次，以受术者感觉温热为度（图 7-14-7）。用力均匀，压力适中。

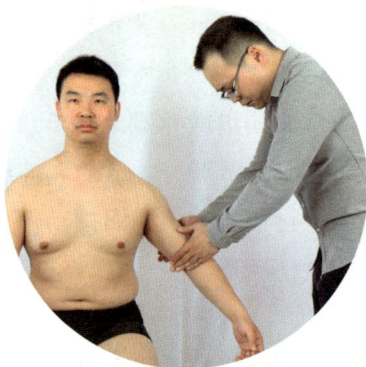

图 7-14-6　搓揉上肢

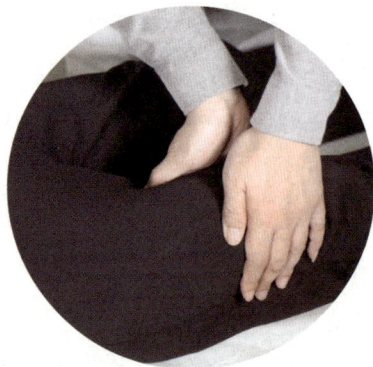

图 7-14-7　搓揉下肢

7. 按揉足三里与三阴交

施术者用一手拇指指腹沿顺时针方向按揉足三里穴，另一手拇指指腹沿逆时针方向按揉三阴交穴，两拇指同时操作，以局部产生酸麻重胀感为度，治疗约 2 分钟（图 7-14-8）。

二、辨证加减

（1）脾虚痰滞证：常表现为乏力、胸中胀满不舒。可加按揉中脘穴 1 分钟。

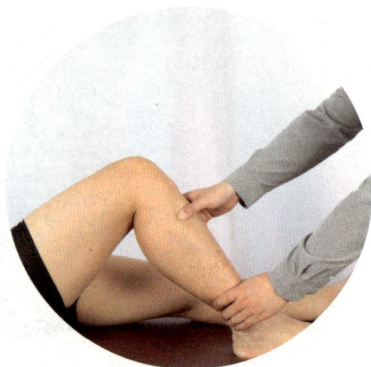

图 7-14-8　按揉足三里与三阴交

（2）湿热内蕴证：常表现为口苦口黏、大便黏滞。可加按揉阴陵泉穴1分钟。

（3）肝胆湿热证：常表现为两胁胀痛、阴器周围潮湿瘙痒。可加捏提带脉100次。

（4）肝肾阴虚证：常表现为腰膝酸软，夜间盗汗。可加揉太溪、期门穴各1分钟。

（5）气滞血瘀证：常表现为身体局部刺痛。可加揉内关、章门穴各1分钟。

三、其他疗法

（1）代茶饮：可选用山楂、决明子、茯苓、泽泻各等份，加菊花少量，代茶饮。

（2）中药辨证治疗：脾虚痰滞证，常用香砂六君子汤加减；湿热内蕴证，常用连朴饮加减；肝胆湿热证，常用龙胆泻肝汤加减；肝肾阴虚证，常用一贯煎合二至丸加减；气滞血瘀证，常用血府逐瘀汤加减。

（3）自我导引：①调理脾胃需单举；②打躬势。

四、注意事项

（1）限制脂肪和糖的摄入。

（2）增加水果、蔬菜，以及豆类、全谷类、坚果的食用量。

（3）定期进行锻炼活动（儿童每天60分钟，成人每周150分钟）。

第十五节　痛经

痛经是妇科常见病，一般指女性经期或经期前后出现小腹疼痛的情况，严重者可伴随腰酸痛，甚至出现晕厥。痛经又分为原发性痛经和继发性痛经。原发性痛经病因不明，多发生于未孕女性，不伴盆腔器质性疾病，也称作功能性痛经，在此重点介绍。继发性痛经有明确病因，对于盆腔器质性疾病导致的经期腹痛，建议先到医院就诊，根据医生建议选择性操作。

中医学认为，本病的发生主要与肝、脾、肾三脏有关。病因多与平素情绪异常关系密切，若平日思虑过多，经期前后则易出现痛经。若行经期前多食冷饮或受凉也会导致痛经发生。此外，部分女性还会因大病或术后气血亏虚而出现经期隐隐腹痛。

以脏腑推拿治疗痛经主要的治疗原则是通调气血，即疏散肝郁，或温通寒凝，抑或补充气血。可选用疏肝解郁、补气温中、通脉活血的治疗手法。总之，使患者气血充盛、运行通畅才是推拿治疗的最终目的。

一、推拿治疗

1. 摩小腹

受术者平卧在床上，或坐于舒适带靠背的椅子上。施术者将手搓热，放于受术者小腹（肚脐以下的部位），摩小腹，沿顺、逆时针均可，不需要用力，持续操作5分钟（图7-15-1）。摩后受术者皮肤微微发红、发热，并自觉小腹内微热。

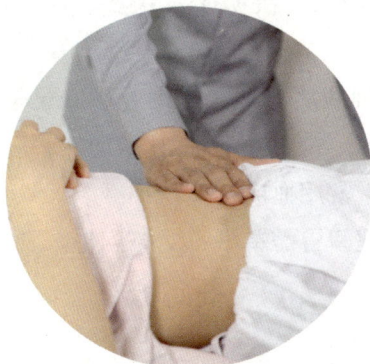

图 7-15-1　摩小腹

2. 指揉气海、关元

施术者用示指或中指点按于气海、关元穴，以指腹按揉穴位，每穴按揉2分钟，按揉后受术者可觉局部酸胀（图7-15-2及图7-15-3）。

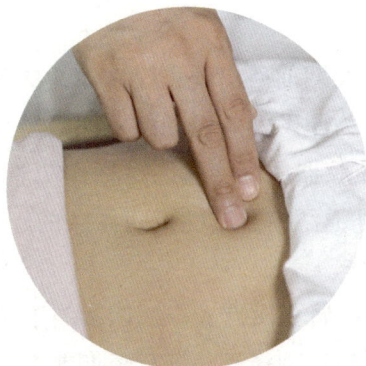

图 7-15-2　指揉气海

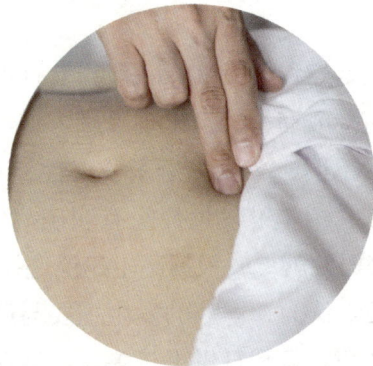

图 7-15-3　指揉关元

3. 捏提带脉穴

施术者将双手置于受术者腰部两侧，拇指与其余四指相对用力，将受术者左右带脉穴同时捏住并提起，而后放松，操作 1 分钟，以受术者感到酸胀、微微发汗为度（图 7-15-4）。

4. 按揉八髎

受术者取俯卧位。施术者以示指或中指依次按揉受术者上髎、中髎、次髎、下髎穴，每穴持续操作 1 分钟（图 7-15-5）。用力按揉时可感觉到指下有凹陷，按揉后受术者自觉酸胀。

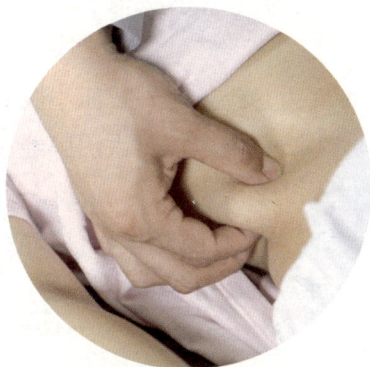

图 7-15-4　捏提带脉穴

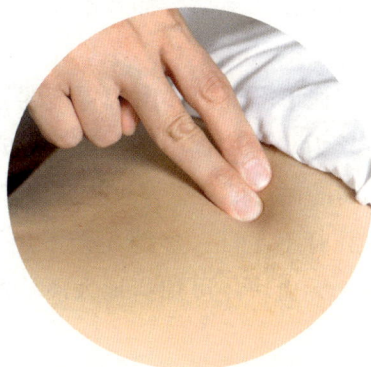

图 7-15-5　按揉八髎

5. 擦膀胱经腰段、督脉及八髎

受术者取俯卧位，施术者双手掌搓热，放于受术者腰上，沿脊柱两侧膀胱经，自最高点向下反复摩擦；继而在背部中央脊柱，即督脉处，反复摩擦；最后将手放在八髎穴，进行摩擦（图 7-15-6）。操作均以皮肤微微发热、发红为度，擦后受术者可觉腰背及腹部温热舒适。

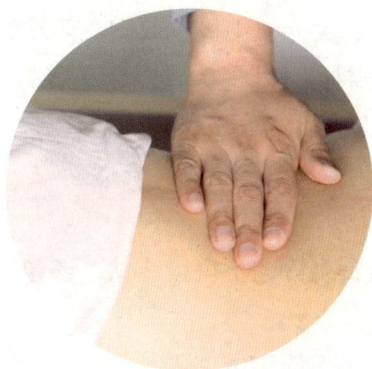

图 7-15-6　擦膀胱经腰段、督脉及八髎

二、辨证加减

（1）气滞血瘀证：多见于平素易怒的女性，表现为小腹胀痛，按压后疼痛加重，月经颜色深、有血块，伴乳房胀痛。可加挕肝经，每侧5次；按揉章门、期门、三阴交穴，每穴1~2分钟。

（2）寒凝血瘀证：平常喜欢吃冷食或经前淋雨受凉均可导致，表现为腹部冷痛、皮肤凉，热敷后疼痛缓解。可加摩全腹5分钟；指揉气海、关元穴，每穴1~2分钟。

（3）气血虚弱证：多由脾胃虚弱导致，表现为月经量少、按压小腹后疼痛缓解、周身乏力。可加揉中脘、足三里穴，每穴1~2分钟；擦足太阴脾经及足阳明胃经在小腿的循行部位，擦至皮肤温热即可。

（4）肝肾不足证：多因先天不足导致，表现为小腹隐隐作痛，腰酸，耳鸣，月经量少、无血块。可加指揉太溪、涌泉穴，每穴1~2分钟；擦督脉，以皮肤温热为度。

三、其他治疗

（1）中成药治疗：气滞血瘀证可用元胡止痛胶囊及益母草颗粒等理气活血、化瘀止痛；寒凝血瘀证可用艾附暖宫丸及少腹逐瘀丸等温经散寒、化瘀止痛；气血虚弱证可用归芍调经片等益气养血；肝肾不足证可用六味地黄丸等调补肝肾。

（2）穴位拔罐治疗：取十七椎、次髎、肾俞、中极穴行拔罐治疗，时间不超过5分钟。拔罐后注意保暖。

（3）艾灸治疗：取神阙、关元、中极、双侧三阴交、双侧肾俞穴及十七椎行艾灸治疗。艾灸时间以30分钟至1小时为宜，注意避免烫伤。

（4）自我导引：①两手攀足固肾腰；②卧虎扑食势。

四、注意事项

（1）月经前后及经期禁食生冷，不仅指冷饮，还包括海鲜、瓜类等性偏寒的食物。

（2）经期注意保暖，注意经期卫生。

（3）适当休息，同时注意情绪调摄，避免暴怒、忧思。

第十六节 糖尿病

糖尿病作为目前世界公认的三大慢性病之一，病因复杂，症状难治，从西医学角度而言是由胰岛素绝对或相对缺乏、胰岛素抵抗所致。其对人体损害之大，无论是给社会还是给家庭都带来了沉重的负担，且此病并不能从根本上治愈，所以治疗要从症状、体征入手。

中医学将糖尿病称为消渴，认为其病因与先天不足、饮食不节、情志失调、肾精亏虚有关。阴虚燥热为其主要病机，病位主要涉及肺、脾、肾三脏，水液代谢紊乱是消渴病的物质基础。长期过食肥甘、醇酒、厚味导致脾胃运化失职，积热内蕴，化燥耗津，形成消渴；或因长期精神刺激导致气机郁结，进而化火，消铄肺胃阴津而发为消渴；或因素体阴虚，加之房事不节，劳欲过度，损耗阴精，导致阴虚火旺，上蒸肺胃，而发为消渴。

本病的基本病机是以阴虚为本，燥热为标，故清热润燥、养阴生津为本病的治疗大法。另外，本病常继发血脉瘀滞与阴损及阳的病变，易并发肢体麻木、痈疽、眼疾、劳嗽等症，故还应针对具体病情，及时合理地选用手法。脏腑推拿治疗时，要以活血通脉、滋阴清热、健运脾胃、温补肾阳为主。

一、推拿治疗

1. 按揉足三里与三阴交

施术者用一手拇指指腹沿顺时针方向按揉足三里穴，另一手拇指指腹沿逆时针方向按揉三阴交穴，两拇指同时操作，垂直按压并环形移动，以受术者局部产生酸麻重胀感为度，每穴治疗约2分钟（图7-16-1）。

2. 指揉气海、关元

施术者用示指或中指点按于受术者气海、关元穴，以指腹按揉穴位，每穴按揉2分钟，按揉后受术者可觉局部酸胀（图7-16-2及图7-16-3）。

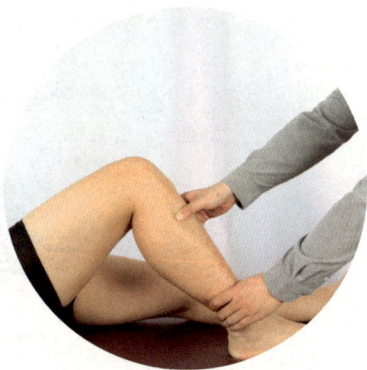

图7-16-1 按揉足三里与三阴交

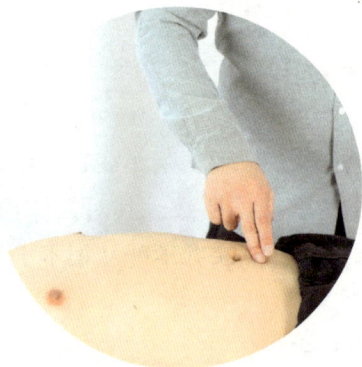

图 7-16-2　指揉气海　　　　　　图 7-16-3　指揉关元

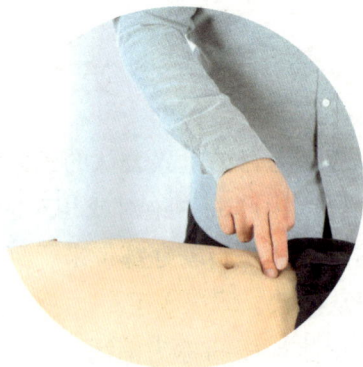

3. 捏提带脉穴

施术者双手置于受术者腰部两侧，拇指与其余四指相对用力，将受术者左右带脉同时捏住并提起，操作 1 分钟，以受术者感到酸胀、微微发汗为度（图 7-16-4）。

4. 擦膀胱经腰段、督脉及八髎

受术者取俯卧位，施术者双手掌搓热，放其腰上，沿脊柱两侧膀胱经，从最高点位置向下反复摩擦；继而在背部中央脊柱，即督脉处，反复摩擦；最后将手放在八髎穴进行摩擦（图 7-16-5）。操作均以皮肤微微发热、发红为度，擦后受术者可觉腰背及腹部温热舒适。

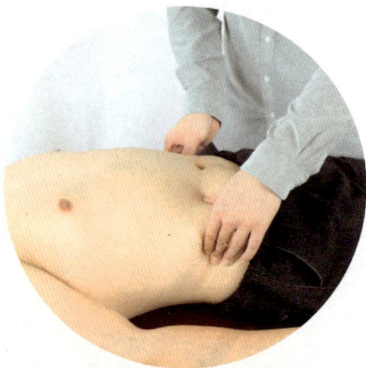

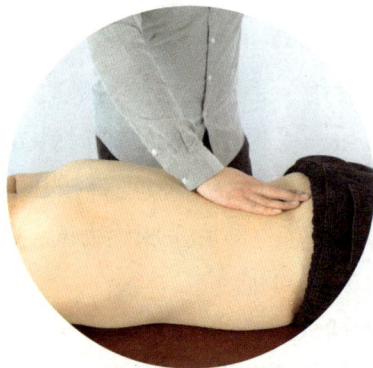

图 7-16-4　捏提带脉穴　　　　图 7-16-5　擦膀胱经腰
　　　　　　　　　　　　　　　　段、督脉及八髎

5. 按揉太溪

施术者双手拇指放在受术者双侧太溪穴上按揉，稍用力，以受术者感到酸胀为度（图 7-16-6）。持续按揉 1 分钟左右，按揉结束后受术者足底会明显发热。

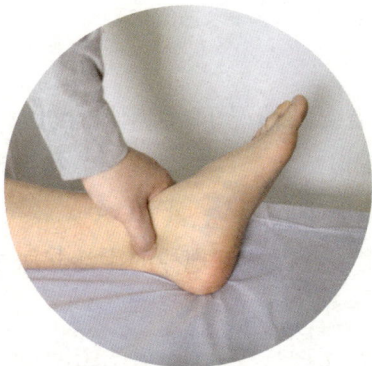

图 7-16-6　按揉太溪

二、辨证加减

（1）肺热津伤证：多表现为烦渴多饮，口干舌燥，尿频量多，舌边尖红，苔薄黄。可加按揉太渊、中府穴，每穴 1~2 分钟。

（2）胃热炽盛证：平常表现为易饥饿，口渴，尿多，形体消瘦，大便干燥，苔黄。可加摩全腹 5 分钟；指揉天枢、足三里穴，每穴 1~2 分钟。

（3）肾阴亏虚证：多因先天不足与后天亏损导致，表现为尿频量多，混浊如脂膏，或尿甜，腰膝酸软，乏力，头晕耳鸣，口干唇燥，皮肤干燥、瘙痒。可加揉涌泉 1~2 分钟，揉至足底皮肤温热即可。

（4）阴阳两虚证：多因治疗不及时，阴损及阳导致。表现为小便频数，混浊如膏，甚至饮一溲一，面容憔悴，耳轮干枯，腰膝酸软，四肢欠温，畏寒肢冷，阳痿或月经不调。可加指揉涌泉 1~2 分钟；延长擦督脉及八髎穴的时间，以皮肤发烫为度。

三、其他治疗

（1）刺络拔罐治疗：取大椎、肝俞、胃俞，点刺放血并拔罐，拔罐时间不超过 5 分钟。刺络拔罐后注意保暖，保持出血点伤口干燥。

（2）艾灸治疗：取大椎、三阴交、足三里、太溪、涌泉、关元、中极穴进行艾灸。艾灸时间以 30 分钟至 1 小时为宜，注意避免烫伤。

（3）自我导引：①两手攀足固肾腰；②卧虎扑食势。

四、注意事项

（1）在保证机体合理需要的情况下，应限制粮食、油脂的摄入，忌食糖类。宜食适量米、麦、杂粮，配以蔬菜、豆类、瘦肉、鸡蛋等，定时定量进餐。

（2）忌饮烟酒、浓茶及咖啡等。

（3）保持情志平和，形成并保持有规律的生活起居习惯。

第十七节　慢性疲劳综合征

近年来，随着生活方式的改变，工作强度及压力增加，慢性疲劳综合征的发病率逐年上升，已成为影响人类健康的问题。本病多见于20~40岁女性，发作无明显季节性，常表现为持续6个月以上、原因不明的极度疲劳。常见症状为低热、短期记忆力减退或者注意力不能集中、咽痛、淋巴结痛、不伴有红肿的关节痛、头痛，以及体力或脑力劳动后的身体不适、睡眠障碍和抑郁等多种躯体及精神神经症状。

中医学认为，脾为后天之本、气血生化之源，主肌肉、四肢，主运化水谷精微及水湿。若饮食不节或思虑过度损伤脾胃，脾失健运，则气血生化乏源，清阳不升、浊阴不降，四肢肌肉失养，故见四肢酸痛无力、头晕头痛、食欲不振、腹胀腹泻等。肝主筋、主情志、主疏泄，为罢极之本。情志不畅、所欲不得、心理压力过大都可致肝气郁滞，疏泄失职，五脏气机失常，变证纷出。心藏神，主血脉。若劳神过度，精血暗耗，心血不足，则心神失养，故见失眠、健忘、心慌、气短等。肾为先天之本，藏精，主生殖，主骨生髓充脑，开窍于耳。若房室不节、滋情纵欲，耗伤肾精，肾精亏虚，髓海空虚，脑气失充，九窍不利，则见头晕、耳鸣等。此外，劳则气耗，劳神、劳力都会耗伤人体正气，产生过度疲劳诸症。

脏腑推拿治疗以通调气血、调补五脏为主，如旋揉神阙穴、按揉足三里和三阴交穴、掌振关元穴等。

一、推拿治疗

1. 旋揉神阙

受术者平卧在床上，施术者以右手劳宫虚悬在神阙穴处，以神阙穴为圆心持续旋揉1分钟，以受术者腹部出现温热感为佳（图7-17-1）。治疗

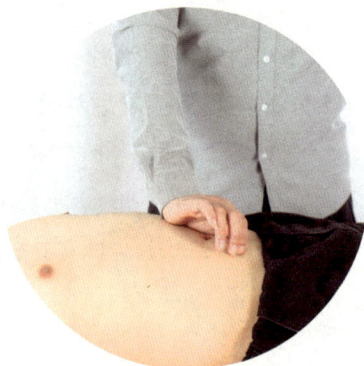

图 7-17-1　旋揉神阙

后受术者应自觉身体轻松，胃肠蠕动增强。

2. 按揉中脘、肺俞

按揉中脘时，受术者取仰卧位，施术者用拇指或中指指腹轻轻按压中脘穴，以中脘穴为中心按揉，用力柔和、均匀、适中，以受术者感觉双下肢热、胀、麻为佳，会使胃肠蠕动增强、食欲增加（图 7-17-2）；按揉肺俞时，受术者取俯卧位，施术者双手拇指同时按揉双侧肺俞穴，以受术者感到局部酸胀为度（图7-17-3）。每穴各按揉约 1 分钟。

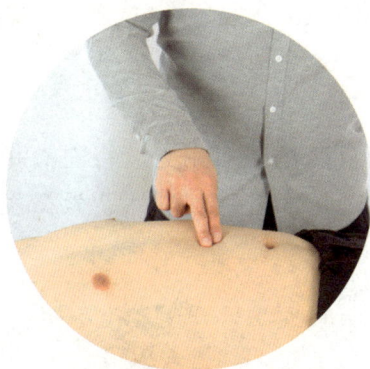

图 7-17-2　按揉中脘

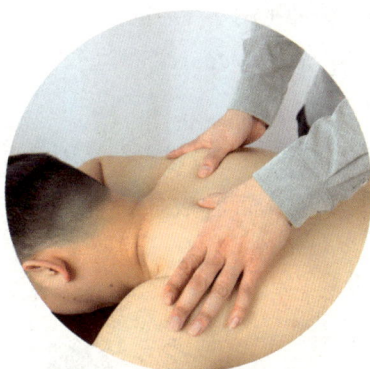

图 7-17-3　按揉肺俞

3. 迎巨阙、捺建里

受术者平卧，施术者用左手拇指螺纹面按压巨阙穴，斜向下抵压受术部位，同时右手示指叠在中指上作用于中脘穴左右摆动捺按穴位，持续操作 1 分钟，以局部酸胀为度（图 7-17-4）。操作后，受术者会明显感觉肠蠕动增强。

4. 按揉足三里、三阴交

受术者取仰卧位，按揉时以受术者局部感到酸胀为度，持续按揉 1 分钟左右（图 7-17-5）。手法结束后应感觉小腿酸胀、舒适，以小腿感觉温热为佳。

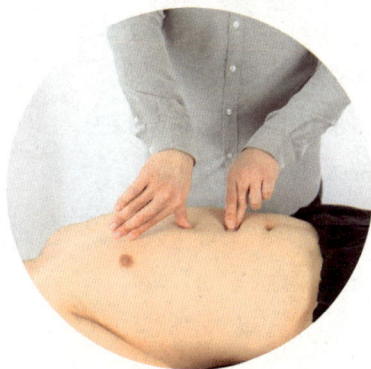

图 7-17-4　迎巨阙、捺建里

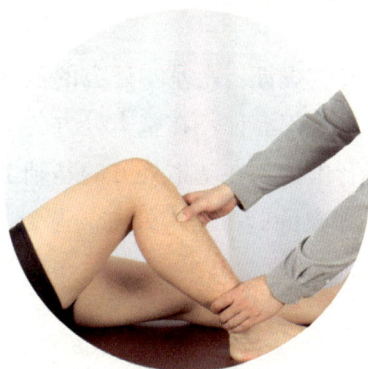

图 7-17-5　按揉足三里、三阴交

5. 掌振关元

受术者平卧，施术者右掌在关元处施以振法，操作1~2分钟，以小腹部有温热感为佳（图7-17-6）。

6. 挼肝经腹部循行区

受术者取仰卧位，操作时施术者用手掌面贴于皮肤，略向下压按，手掌自然伸直，沿直线由上至下作快速的单向回拉动作。频率为每分钟80次，两侧各操作1分钟（图7-17-7）。施术后，受术者应觉得身体舒畅，心情变好。

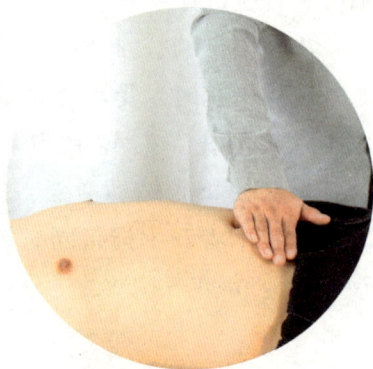

图7-17-6　掌振关元

7. 捏提带脉

受术者取仰卧位，施术者用拇指与其余四指相对用力，将左右带脉穴同时捏住并提起，而后放松，操作1分钟，以受术者感到酸胀、微微发汗为度（图7-17-8）。

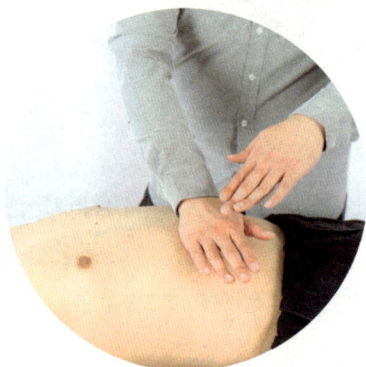

图7-17-7　挼肝经腹部循行区

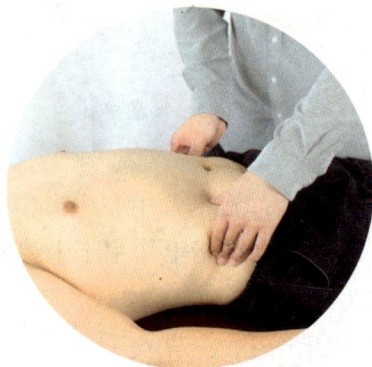

图7-17-8　捏提带脉

二、辨证加减

（1）肺气虚证：在基本处方的基础上，加按揉肺俞穴1分钟。

（2）肝气郁滞证：在基本处方的基础上，加按揉期门穴1分钟。

（3）肾虚证：在基本处方的基础上，加按太溪穴1分钟。

（4）脾虚证：在基本处方的基础上，加按揉双侧阴陵泉穴1分钟，以局部酸胀为度。

三、其他疗法

（1）针灸治疗：可选用中脘、气海、太溪、百会、关元等穴进行针灸治疗。

（2）中药辨证治疗：肝郁脾虚证可加用逍遥散，气虚证用黄芪建中汤，血虚证加四物汤，阴虚证可加用六味地黄丸。

（3）自我导引：①两手托天理三焦；②五劳七伤往后瞧。

四、注意事项

（1）调整情绪，平衡心理，保持心情愉悦。要有意识地进行心理方面的自我修养，提高对情绪的调控能力。可适当培养兴趣爱好，以便转移对不良情绪的关注、放松自己的情绪。

（2）顺应自然，规律起居，保证饮食有节。可根据自己的体质，辨证施治，进行针对性、个体化的食疗养生；保证充足的睡眠和休息，戒烟、限酒，避免夜生活过度。

（3）劳逸结合。进行脑力劳动或体力劳动的时候，均不能过于疲劳。脑力与体力劳动相结合，可有效减轻压力、缓解疲劳。

养生篇

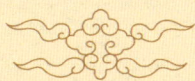

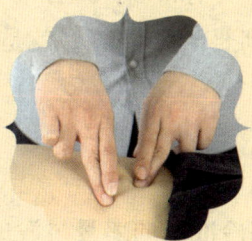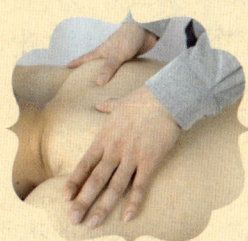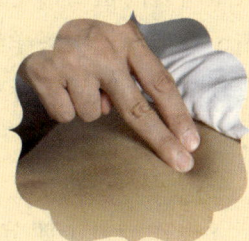

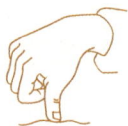

第八章
节气养生

第一节　立春

《素问·四气调神大论篇》有云："春三月，此谓发陈，天地俱生，万物以荣。"大概意思为春季的三个月是草木生长发芽，推陈出新的季节。天地开始焕发生机，万物欣欣向荣。据此可知春季养生要顺应春天阳气生发、万物始生的特点，注意保护阳气，着眼于一个"生"字。在春季自然界由"收、藏"开始向"生、长"转变。人体与自然界一致，此时也处于阴消阳长的过渡期。

一、节气习俗

旧时立春不仅仅是一个古老的祭拜节气，同时也是一个重大的节日。它不但包含劝诫春耕的重要内容，而且蕴藏着人们祈求五谷丰登、吉祥如意的美好愿望。立春祭拜仪式在周朝时就已出现，至汉代开始固定下来。

立春日"咬春"是中华民族的传统习俗。大人、孩子咬一口辛辣的萝卜，取古人"咬得草根断，则百事可做"之意。一个"咬"字，是心情，更是心底埋下的吃得了苦的一种韧劲儿。此外，春饼中夹一些"春芽"也是"咬春"的特色。春天里所有的植物都生发出鲜绿的嫩芽，可以食用的春芽有很多，如香椿、豆芽、蒜苗、豆苗等。中医学经典著作《黄帝内经》中也提到要"食岁谷"，就是要吃时令食物。毫无疑问，春芽就是初春的应季美食。

二、养生之道

立春作为二十四节气之首，正是人体的功能由寒冷准备向盛夏过渡的阶段，但是人体的产热、散热调节还与冬季环境处于相对平衡的状态，对立春后气温环境的适应还需一定时间。此外，自立春节气开始，无论北方还是南方，大气运动频繁，出现了多风的气候特点。因此，在这个适应的过渡阶段，非常容易出现人体抵抗力下降，特别是平素身体虚弱者及老年人、儿童等人群，非常容易受到外邪的侵袭。

《素问·脏气法时论篇》曰："肝主春……肝苦急，急食甘以缓之……肝欲散，急食辛以散之，用辛补之，酸泻之。"在五脏与五味的关系中，酸味入肝，具收敛之性，不利于阳气的生发和肝气的疏泄。饮食调养要投其脏腑所好，立春饮食应"省酸增甘"，宜食辛甘发散之品，不宜食酸收之味。因为春季本来就易出现肝阳上亢，若再吃酸性食物，易导致肝气过于旺盛，且肝旺容易损伤脾胃。

综上，立春与肝的关系最为密切，因此春季养生主要是护肝和调节心情，抵御外风和消除内风两个方面。抵御外风，在要避免风邪侵袭的同时，还要调理自身体质，提升自身防御能力。消除内风，应该疏肝、平肝，避免肝风内动。且根据《黄帝内经》所提出的养生原则，在春季应注意保护阳气，着眼于一个"生"字，夜卧早起、免冠披发、松缓衣带，舒展形体，多参加室外活动，克服倦懒思眠的状态，使自己的精神情志与大自然相适应，力求身心和谐，精力充沛。

三、自我推拿

1. 按揉太渊

原理：抵御外风，首先要补肺气，以增强抵御外邪的能力。太渊穴隶属于手太阴肺经，是肺经的原穴，为肺的元气所发之处，是大补人体中气的穴位。肺朝百脉，周身的血液都要通过经脉汇聚于肺，再经过肺将血液输布、润养周身。因此，经常刺激太渊穴不仅可以补气，还能增强抵御外邪的能力。

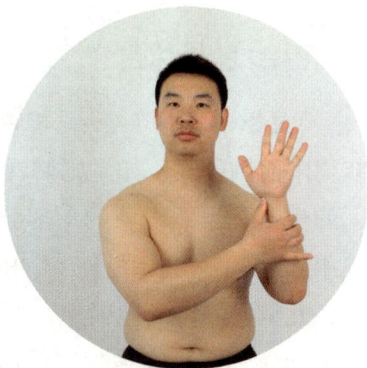

图 8-1-1　按揉太渊

具体操作：两手拇指交替按揉太渊穴，每天可按揉 3 次，每次 2 分钟，每分钟按揉 60~80 圈（图 8-1-1）。

2. 按揉中脘

原理：增强抵御外邪的能力，除了补肺气外，还要健脾和胃。中医学认为，"正气存内，邪不可干"，而正气足的关键在于脾，脾为后天之本，《金匮要略》中载"四季脾旺不受邪"，指出了脾在维持人体健康与防病祛邪中发挥的作用。只有脾胃之气固，人体的"屏障"——卫表之气才能

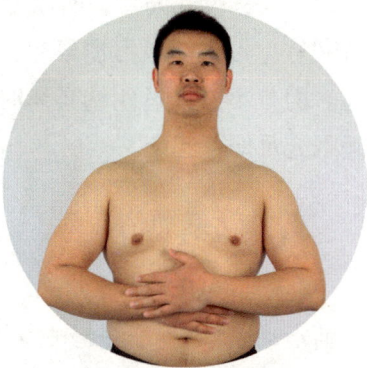

图 8-1-2　按揉中脘

有生化之源。故选择中脘穴。

具体操作：双手叠按在中脘穴，每天可按揉 3 次，每次 2 分钟，每分钟按揉 60~80 圈（图 8-1-2）。

3. 按揉阳陵泉

原理：上述两个推拿方法主要用于增强体质、抵御外风，而按揉阳陵泉则是预防内风的。阳陵泉，位于小腿外侧，当腓骨头前下方凹陷处。阳陵泉隶属于足少阳胆经，具有疏肝利胆的功效。肝和胆相表里，胆就像肝的大门一样，要祛除肝的郁热，胆是必经之路。因此，经常按揉阳陵泉，及时排除肝之郁热，便可达到预防内风的目的。

具体操作：取坐位，双手拇指按压阳陵泉，其余四指握住小腿辅助用力，每天可按揉 3 次，每次按 2 分钟，每分钟按揉 60~80 圈（图 8-1-3）。

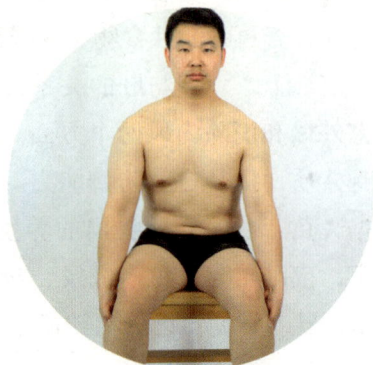

图 8-1-3　按揉阳陵泉

四、起居休息

《灵枢·本神》云："智者之养生也，必顺四时而适寒暑，和喜怒而安居处，节阴阳而调刚柔，如是则僻邪不至。"古人早已认识到人与自然的密切关系，认为人的生命是自然现象的一部分。人体要与自然界的变化保持一致，才能保证身体健康，这就是"天人合一"的观点。《素问·四气调神大论篇》中也提及"春三月，此谓发陈，天地俱生，万物以荣，夜卧早起"，故春天应该夜卧早起。"夜卧"从字面上理解是晚睡，但是这里指的不是熬夜到凌晨才睡。在古代，晚上没有什么娱乐活动，所以天黑不久就会睡觉，大概是现在的晚上七八点钟。到了春天，白天变长，夜晚缩短，所以"夜卧"大致为向后推迟 2 小时，到晚上 9~10 点睡觉就刚好。古人一般习惯早起，天亮就起床了。春天昼日渐长，阳气催发，应该早起。但是不必太过纠结具体时间点或者天一亮就起，可以算好整体睡眠时间，若睡眠充足即可起床。

五、活动推荐

《素问·四气调神大论篇》云"广步于庭，被发缓形"，表明了立春以后应该如何运动。"广步于庭，被发缓形"就是讲，要适应自然界的变化，除了要适当夜卧早起之外，还要到宽敞的户外进行活动，比如在栽有草木的庭院里或林子里大踏步行走，轻松洒脱地顺应春天的生发之气。然后，穿一些宽松的衣服，女生解开被束缚的头发，把头发散开。古人的头发一般都是绑束起来的，而春天到了，则最好把头发散开，让它自然生长。再悠然自得地舒展肢体，使精神活动寄望于大自然中。这样做有宣发意志、舒畅气血、使阳气舒展条达的功用，与春气相应。户外活动的时间可以为早晨或者每日饭后，不仅可消食化气，还可使人无思无虑，心身得以休养，神清气爽。但同时要注意，初春乍暖还寒，还需视天气增减衣服。

第二节　惊蛰

惊蛰是二十四节气中的第 3 个节气，元代大儒吴澄之《月令七十二候集解》云："二月节……万物出乎震，震为雷，故曰惊蛰，是蛰虫惊而出走矣。"惊蛰，标志着仲春时节的开始，反映的是自然界中的生物受节律变化影响而萌发生长的状态，此时阳气上升、气温回暖、春雷乍动、雨水增多，万物生机盎然。农耕生产与大自然的节律息息相关，惊蛰节气对于农耕有着相当重要的意义，是古代农耕文化对于自然节令的反映。

一、节气习俗

惊蛰吃梨：梨是唯一在二十四节气惊蛰中占一席之地的水果，古人称梨为"果宗"，可见其重要性。梨性寒、味甘，有"生者清六腑之热，熟者滋五脏之阴"的功效。因此，在惊蛰节气顺肝之性，吃梨助益脾气，预防肝旺克脾，以令五脏和平，能够达到防病保健的作用。

二、养生之道

惊蛰时节人体的肝阳之气渐升，阴血相对不足，养生应顺乎阳气升发、万物始生的特点，使自身的精神、情志、气血也如春日一样舒展畅达，生机盎然。

惊蛰过后是各种病毒和细菌活跃的季节，一定要注意预防风寒。一旦感染风寒，就容易感冒。因此，虽然是春天，但还是应该"春捂"，尽量做到保暖。在寒冷的北方不应过早脱掉棉衣。南方的居民也尽量不要裸露膝盖。

惊蛰与肝有关，从饮食方面来看，应顺肝之性，助益脾气，令五脏和平。临床中易出现肝旺乘脾及肝旺侮肺的患者，所以养生可以从肝、脾、肺的调节入手。

三、自我推拿

将胆经配合掐带脉，共同发挥疏肝泄胆之功效。

1. 将胆经

原理：惊蛰属于肝旺之时令，且肝为将军之官。因此，治疗可避开肝"旺"之时，从胆切入，因为肝胆相照，肝胆相表里，所以通过将胆经调畅胆经气血，使肝郁通过胆经得解，疏肝解郁，理气散结，又不至于伐肝。

具体操作：双手拇指自然伸直，四指微并拢。用手掌面贴于胆经区域的皮肤，略向下压按，手掌及腕关节自然伸直，以肩关节为支点，通过肘关节及肩关节的屈伸活动带动手掌由上至下沿直线或弧线作快速的单向回拉顺抹动作，有如将物（图 8-2-1）。用力均匀平稳，自然呼吸，不可屏气。频率为每分钟 80~100 次。每天早晚各 1 次。

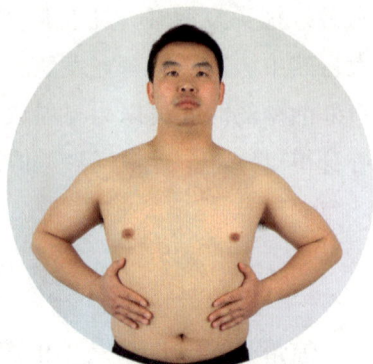
图 8-2-1　将胆经

2. 掐带脉

原理：带脉穴属足少阳胆经，为足少阳、带脉之会，位于侧腰部，章门下 1.8 寸，当第 11 肋游离端下方垂线与脐水平线的交点上。通过掐带脉穴，可以刺激带脉，调节肝胆气机，通畅肝胆经的血脉，使脉道通畅。

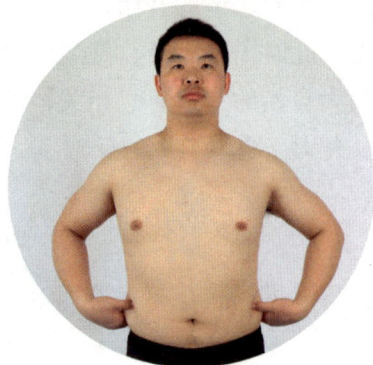
图 8-2-2　掐带脉

具体操作：双手拇指分别深按于带脉穴，而后进行单向的拨动，力量由轻到重，以耐受为度（图 8-2-2）。每次掐 5~10 次，每天 1 次。

四、起居休息

中医学对于惊蛰时节的起居也有独特的指导，强调"早卧早起"。与春初的"夜卧早起"不同，惊蛰时节的"早卧"指的是适当推迟入睡时间，建议在 10 点半到 11 点之间入睡。因为此时春气已渐盛，万物生长的力量开始增强，人体的阳气也逐渐上升。因此，建议晚上不宜熬夜，避免肝气过于亢奋，影响体内阴阳平衡。而春季与肝相应，肝气的旺盛需要通过早睡来有效养护，保证身体在深度休息时得到充分恢复。"早起"则强调在早晨 6 点至 7 点之间起床，顺应大自然的节律，有助于身体吸收日出的阳气，促进新陈代谢。同时，早起有助于调节人体生物钟，增强肝脏代谢功能和促进气血流畅，减轻身体的疲劳感，使精力更加充沛。

五、活动推荐

春天对应五行中的"木"，而中医养生重在养木气，若木气得当敷和，便可使生气最旺，从而达到生长的最佳状态。木气的休养与地气相关，土为地，无土难以养木，故惊蛰前后要适当活动以助升阳。适宜选择太极拳、五禽戏等传统养生保健方式，以吐故纳新，调和呼吸，使气血冲和、心安神宁、气机顺畅，达到养生的目的。

第三节　清明

清明，又叫踏青节，在仲春与暮春之交，是我国传统节日，也是最重要的祭祀节日之一。《历书》中记载："春分后十五日，斗指丁，为清明，时万物皆洁齐而清明，盖时当气清景明，万物皆显，因此得名。"清明期间，雨水充沛，阳光充足，气温渐生，是万物生长的好时节，也是养生的好时节。

一、节气习俗

清明的习俗是丰富多彩的，除了禁火、扫墓外，还有踏青、荡秋千、蹴鞠、插柳等一系列活动。相传是因为清明要寒食禁火，为了防止寒食冷餐伤身，所以人们要进行一些体育活动来锻炼身体。因此，清明时节既有怀古之幽思，又有踏青游玩的欢乐，是一个极具特色的节日。

二、养生之道

清明前后的天气变化会导致人的情绪波动，平时要尽量保持情绪安定，处事不要过激，力戒动怒，更要避免心情抑郁，开怀大笑，及时宣泄，防肝气郁结。减酸增甘是春季饮食的一大原则，其含义是适当减少酸味食物的摄入，避免肝气太旺，并多吃甜味的食物，健运脾胃。同时，"春与肝相应"，春季正值肝阳上升时节，所以不宜食用"发"的食物（如竹笋、鸡肉等）。清明时节养生应多吃柔肝养肺的食物，如荠菜，可以益肝和中；菠菜，可以利五脏、通血脉；山药，可以健脾补肺。

惊蛰与肝有关，易出现肝旺乘脾及肝旺侮肺，所以养生可以从肝、脾、肺的调节入手。

三、自我推拿

1. 顺捋胸胁，揉期门、膻中

原理：冬季人体的阳气内敛，气机的宣发疏畅不够，精神常有压抑之感，要充分利用春季的特点适当调摄。清明属春季，而春与肝同属木，春季亦是养肝之时，故而肝的条达疏畅和心情的愉悦十分重要。

具体操作：两脚开立，与肩同宽，调匀呼吸，两臂自然下垂。双手四指伸直微拢，掌面向内，沿一侧胁肋部，双手交替，自上而下轻快顺捋，操作数次，后换另一侧顺捋，每侧每次可操作 3

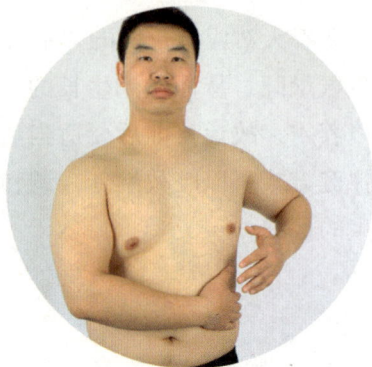

图 8-3-1　顺捋胸胁

分钟（图 8-3-1）；亦可在晨起于床上仰卧时，顺捋胸胁，操作同前。用拇指指腹揉期门、膻中穴，以酸胀感为度，每穴 2 分钟（图 8-3-2 及图 8-3-3）。

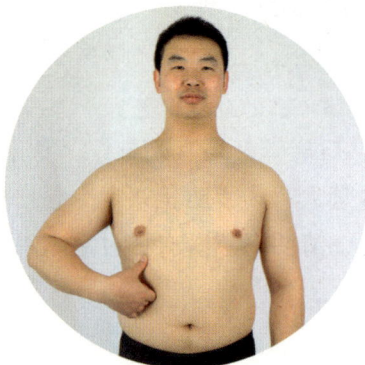

图 8-3-2　揉期门

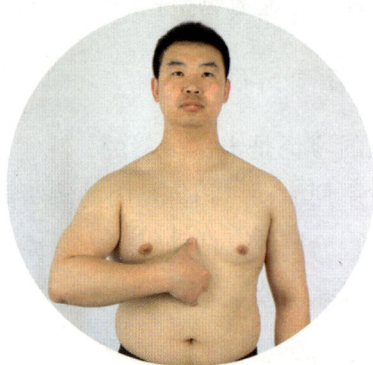

图 8-3-3　揉膻中

2. 按揉中脘、阴陵泉

原理：中医学认为，肝属木，脾类土，肝木太过易对脾土产生不良影响，因此平时脾气比较急的人，还可以常揉中脘、阴陵泉等穴，以健脾和胃。

具体操作：用一手拇指分别按揉中脘、阴陵泉穴，以酸胀为度，每次每穴各 2 分钟（图 8-3-4 及图 8-3-5）。

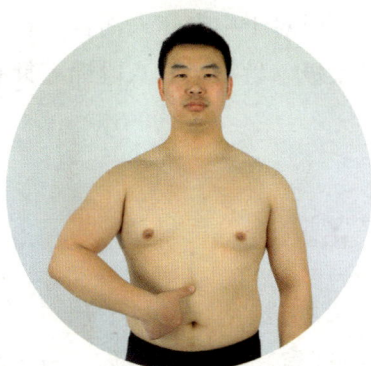

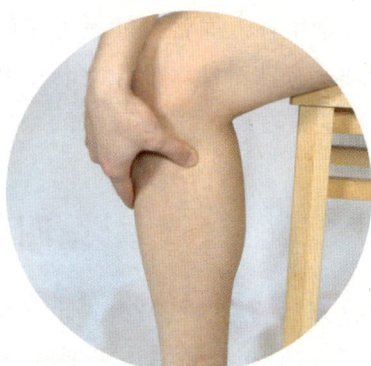

图 8-3-4　按揉中脘　　　　　图 8-3-5　按揉阴陵泉

四、起居休息

中医学认为，机体之"生"在于春季，春季吐纳调息、饮食调理得法则有利于滋养人体阳气，增强免疫功能与抗病能力，使人体在一年之中少患流感等疾病，对健康有益。

清明时节，暖湿气流活跃，冷空气活动也比较频繁，早晚温差较大，阴雨天气开始增多。因此，要趁着天气晴朗、阳光充足的时候，开窗通风，晾晒衣被，保持居室空气清新，祛除室内和衣被上的潮寒之气，有利于缓解身体不适和预防疾病侵袭。

清明仍属春季，春天是万物复苏的季节，为了适应春天阳气生发的规律，人们同样应当晚睡早起，舒缓形体，以使神志随着春气而舒畅怡然，这也是朴素的天人合一观。还可以选择天气好的时候进行居室大扫除，或将居室的布置、装饰做些小小的改变。比如，换上温馨的亮色窗帘、漂亮的餐具，在阳台和客厅增加几盆植物，营造一个空气清新、温馨舒适的环境，对身心健康也很有益处。

五、活动推荐

清明时节天气转暖，春练是必须要做的，但是并不是所有的运动都适合在此时进行。

在春风和煦的日子里，更适宜开展健走、慢跑等相对安静的运动。且走且跑且停，时快时慢，这种走走停停、快慢相间的健走或慢跑可以稳定情绪，消除疲劳，亦有改善心肺功能、降低血脂、提高身体代谢能力的作用。对于远足与徒步有一定困难，或是受时间限制的人，也可以选择集休闲、娱乐和锻炼为一体的活动——放风筝。

春练对于年轻人而言可能更为简单易行，但对于中老年人而言，春练更强调要科学合理、有针对性。推荐中老年人选择太极、易筋经、八段锦等具有保健养生功效的功法来习练，详见第九章。

第四节　立夏

立夏是夏季的第1个节气，也是标志着万物进入旺季生长的一个重要节气。《遵生八笺》云："孟夏之日，天地始交，万物并秀。"在这一天后，将出现日照增加，气温渐升，雷雨增多，农作物进入苗壮成长阶段。《礼记·月令》解释立夏曰："蝼蝈鸣，蚯蚓出，王瓜生，苦菜秀。"说明在这个时节，蝼蝈开始鸣叫，蚯蚓开始翻土，王瓜的蔓藤开始快速攀爬生长，乡间田埂的野菜也都彼此争相出土、日日攀长。

一、节气习俗

立夏时，许多地区都有吃立夏饭、吃蛋、秤人等习俗。

（1）吃立夏饭：立夏饭是在立夏当天用各种谷类食材做的饭。例如，可以用青豆、绿豆、黑豆、黄豆，加入糯米和大米，做成五彩缤纷的立夏饭，不仅配色好看，让人胃口大开，同时也寓意着五谷丰登的美好期待。

（2）吃蛋碰蛋："碰蛋"通常是两个人将鸡蛋轻轻碰撞，谁的蛋不破，谁就会在新的一年更加健康、运气更好。这种游戏性质的活动增加了节日的趣味性，同时也象征着"碰撞"后好运将临。除了碰蛋的游戏之外，立夏这一天人们还会食用这些煮熟的鸡蛋，来祈愿家人身体健康、五谷丰登。这和一种名为"疰夏"的病症有关。俗话说"立夏胸挂蛋，孩子不疰夏"。疰夏是一种季节性病症，主要缘于天气的暑热和体质的虚弱，主要表现为腹胀厌食、乏力消瘦，小孩子尤易疰夏。古人预防疰夏，首先从"立夏"开始，认为立夏吃蛋是可以保证孩子不得疰夏。

（3）称人：立夏节气，吃完午饭还有称人的习俗。《宁国县志》中记载："立夏，以秤秤人体轻重，免除疾病，所谓不怯夏也。"人们将孩子放于秤上，边说着吉利话边称体重，记录下在夏季的体重情况，待到立秋之日再称重一次，从而了解孩子的身体健康状况。

二、养生之道

立夏之始，天气渐热，正处春夏交际之时，既有暮春之温，又略有初夏之热，容易使人心浮不安。又因立夏之后易汗出较多，汗为心之液，出汗过多则耗伤心阳，从而影响心的正常生理功能，易出现疲惫、乏力、气短等症状。且随着气温的升高，湿气也渐重，湿易困脾，影响脾的运化功能，而易致饮食停滞于中焦，出现腹胀、胁胀、反酸、消化不良等症状。因此，从立夏节气开始，要注意对心与脾的养护。

三、自我推拿

1. 按揉神门

原理：立夏时节，趁初夏心火还未达最旺时，应抓紧时机静养心气。神门是手少阴心经的原穴，是心经之气的门户，也是心经的动力之源，是补益心气的要穴。刺激此穴能够打开心气的郁结，使抑郁的神志得以舒畅，使心神宁静安稳，故名曰"神门"。该穴具有补益心气、清心除烦、安神定志的作用。经常按揉神门，可调理心经，维持心脏正常运作，预防心慌、盗汗、健忘等心系疾病。

具体操作：用一侧拇指指端按压对侧神门穴，垂直用力，向下按压，按而揉之，让刺激充分达到肌肉组织的深层，产生酸、麻、胀、痛、热和走窜等感觉。持续20~30秒后，渐渐放松，再轻揉局部3~5分钟。左右手交替进行，先左后右，每日1~2次（图8-4-1）。

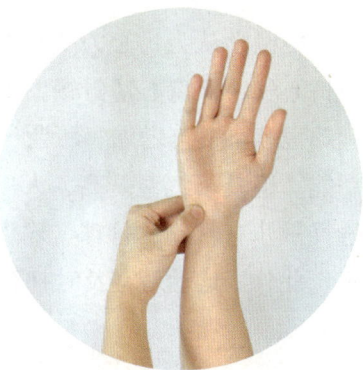

图 8-4-1　按揉神门

2. 按揉足三里

原理：立夏后气候逐渐潮湿，湿邪困脾，易导致脾的运化失常，因此要注重对脾的养护。足三里是足阳明胃经的合穴，按揉足三里可以起到健脾和胃化湿的作用。

具体操作：按揉足三里时，以局部感到酸胀为度，持续按揉1分钟左右。手法结束后应感觉小腿酸胀、舒适，以小腿感觉温热为佳（图8-4-2）。

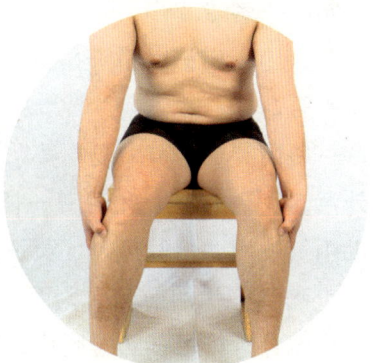

图 8-4-2　按揉足三里

四、起居休息

立夏时节，自然界的变化是阳气渐长、阴气渐弱，日常起居也要顺应自然之理。《黄帝内经》曰："夏三月，此谓蕃秀……夜卧早起，无厌于日。"立夏以后人们要顺应气候变化，每天晚上睡觉时间可比春季稍晚些，以顺应阴气的不足；早上应早点起床，以顺应阳气的充盈与盛实。但由于起得早、睡得晚易造成睡眠不足，故立夏之后人们应适当午休，以促进心阳的恢复，让大脑和全身各系统及时得到休息，消除疲劳，保持充沛的精力。午睡时间因人而异，但不宜过长，一般以 0.5~1 小时为宜，以免出现午睡后的劳累感。

立夏之后，气温升高，人体新陈代谢速度加快，加之空调的使用使得室内外温差较大，使得心脑血管疾病发病率升高。因此，应保持适宜的室内温度，避免空调温度过低、室内外温差较大，室内温度以 26~28℃为宜。

五、活动推荐

中医学认为，心为一身之主，藏神气。夏季与心气相通，故立夏时还要注意养护心气，保持心情舒畅，正如俗话说："立夏养好心，无病一身轻。"随着入夏，运动强度可适当增加，所谓"动则生阳"，动起来才能更好地升发阳气、强健脏腑功能。但夏季气温升高，人们容易出汗，汗为心之液，大汗淋漓易伤心阳，故应选择散步、慢跑、打球、瑜伽等运动，活动强度以不感疲惫为宜，减少心脏的负担。此外，运动后宜及时补充水分，出汗较多者可适当饮温淡盐水，以补充体液。

六、饮食调养

立夏之后，夏季阳气升浮，阴气渐弱，人体肝气渐弱，心气渐强。故饮食方面还应"增酸减苦、补肾助肝、调养胃气"，平时应多吃蔬菜、水果、粗粮及酸味食物，比如山楂、番茄、橙子、葡萄、草莓等，常吃还可降血压、软化血管、保护心脏。

所谓"冬吃萝卜夏吃姜"，立夏喝姜枣茶是较好的养生方式。夏天炎热，阳气外浮，腠理开泄。此时喝一杯姜枣茶，既能温中以补体内阳气之虚，又能排寒以助阳气发散，恰好符合《黄帝内经》"春夏养阳"的宗旨。姜枣茶可以从立夏开始一直喝到三伏的前一天，而且天热以后饮食喜寒凉，容易导致脾胃虚寒，提前用姜枣温补脾胃可预防胃肠疾病发生。

注：生姜辛温，归肺、脾、胃经，具有解表散寒、温中止呕、化痰止咳的功效；大枣甘温，归脾、胃经，具有补中益气、养血安神的功效。

第五节　芒种

芒种一词最早出于《周礼》，谐音为"忙种"，是我国农历二十四节气中的第9个节气。芒种，是指有芒的作物（麦）应收，有芒的作物（稻）当种。这个时节南方居民忙着插秧播种，北方居民则忙着收麦。芒种时节，人不闲，地也不闲。很多地方是麦穗收尽，稻秧登场，旱地耕过，灌作水田。无暇庆贺麦收，又要开始插秧了。芒种的到来意味着农业生产进入夏收、夏种、夏管的"三夏"大忙时节。所以芒种之农事，体现一个"忙"字，正所谓"春争日，夏争时，小满赶天，芒种赶刻"。

一、节气习俗

在芒种时节，民间有着很多传统民俗，比如送花神、安苗、煮梅等。

（1）送花神：是芒种期间举行的祭祀花神仪式，饯送花神归位，同时表达对花神的感激之情，盼望来年再次相会。

（2）安苗：是每到芒种时节种完水稻后，为祈求秋天有个好收成而举行的安苗祭祀活动，家家户户用新麦面蒸发包，把面捏成五谷六畜、瓜果蔬菜等形状，然后用蔬菜汁染上颜色，作为祭祀供品，祈求五谷丰登、村民平安。

（3）煮梅：每年5~6月是梅子成熟的季节，青梅具有生津解渴、刺激食欲、消除疲劳等功效，是夏季解暑去乏的佳果之一，但新鲜梅子大多味道酸涩，难以直接入口，煮后可以去掉梅子的酸涩，让梅子的口感更好，因此形成了煮梅的习俗。

二、养生之道

芒种以后气温进一步升高，降水量也逐渐增多。水分被炙热的阳光烘烤，弥散在空气中，使空气湿度增加，人体内的汗液无法畅快排出，易感到四肢困倦、萎靡不振，甚至呼吸憋闷。俗话说"芒种夏至天，走路要人牵"，形象地说明了在这个时节人极易处于困重疲劳的状态。日常要从生活起居、运动及饮食多方面进行养护，以达到清除暑气、缓解疲劳的目的。

三、自我推拿

1. 按揉阴陵泉

原理：芒种时节，一方面湿热之气渐重，湿气困脾，则易导致脾的运化失常，脾胃功能受到影响；另一方面，暑湿之气易使人头身困重、疲倦乏力。因此要注重健脾祛湿、泄热醒神。阴陵泉是合穴，五行属水，按揉阴陵泉可以发挥健脾祛湿的功效。

具体操作：阴陵泉位于小腿内侧，胫骨内侧髁下缘与胫骨内侧缘之间的凹陷中，拇指置于阴陵泉穴，按揉 10 分钟，以酸胀为宜（图 8-5-1）。

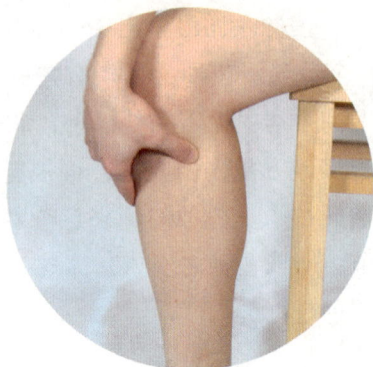

图 8-5-1　按揉阴陵泉

2. 按揉内关

原理：芒种时节暑热偏盛，加之夏日蚊虫等骚扰，易引起心烦、入睡困难。夏天是心阳最旺的时候，若高温致出汗量多，"汗为心之液"，心气不足则易致心悸。内关属心包经，对于各种心悸、心烦均有缓解作用。

具体操作：用一侧拇指指腹按揉对侧内关处，应有特别酸痛的感觉。每日早晚各按 1 次，每次揉 1~3 分钟（图 8-5-2）。

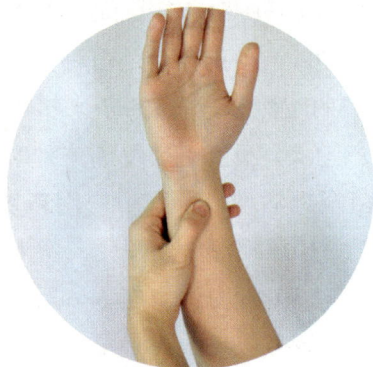

图 8-5-2　按揉内关

四、起居休息

芒种时应该使自己的精神保持轻松、愉快的状态，恼怒、忧郁不可有，从而使气机得以宣畅，通泄得以自如。起居方面，要勤换衣衫、勤洗澡，晚睡早起，午睡养心。需要注意，即使在闷热的天气中，也不应睡卧于露天，更不应因大汗而直接吹风、洗冷水澡，防止湿热内闭而患病。

气温持续升高，湿度增大，人的心脏负荷逐渐加重，心脏病患者很可能出现病情波动，因此应注意休息、减少熬夜、避免过分紧张与劳累。由于外部大环境变化，气温升高，血压也会出现一些波动，高血压患者应根据自身情况和医生意见及时调整用药量。

五、活动推荐

中医养生理念认为"冬要藏""春要生"而夏季宜"放"，芒种时节万物蓬勃生长，人们也应该如同尚未绽开的花朵需要阳光一样，喜欢运动健身、自我释放。但需要注意，儿童不宜在烈日当空时外出玩耍。适当的文娱活动，如下棋、歌舞，都有怡情养心的作用，书法及垂钓更是调节情志、修养身心的方法。何乔潘在《心术篇》中曰："书者，抒也，散也，抒胸中气，散心中郁也，故书家每得以无疾而寿。"现代研究表明，长期习练书法者呼吸趋慢、血压趋稳。练字的过程可使思想集中，心无杂念，气血贯通，经脉流畅，阴阳平衡，从而有利于心理状态的调节，达到调养身心、延年益寿的目的。

六、饮食调养

历代养生家都认为夏三月的饮食宜清补。《吕氏春秋·尽数》指出："凡食，无强厚，烈味重酒。"唐代医家孙思邈提倡人们"常宜轻清甜淡之物，大小麦曲，粳米为佳"，又说："善养生者常须少食肉，多食饭。"元代医家朱丹溪的《茹谈论》曰："少食肉食，多食谷菽菜果，自然冲和之味。"在强调饮食清补的同时，提醒大家食勿过咸、过甜。饮食过咸，体内钠离子过剩，易使血压升高。吃甜食过多，若加之代谢能力逐渐降低，易引起蔗糖等中间产物的积累，而蔗糖可导致高脂血症和高胆固醇血症，严重者还可诱发糖尿病。

芒种时节，天暑下迫，地湿上蒸，乍雨乍晴，气候潮湿闷热，外界湿邪极易侵袭人体，若体内湿热过重，脾胃、心肺一时无法适应，可造成食欲下降、胸闷腹胀、头身困重，甚至容易出现疲劳、呕吐、腹泻等各种不适症状，即中医学所称"疰夏"（俗称"苦夏"）。如要预防疰夏，在饮食上就要注意，可以赤小豆、薏苡仁、陈皮一起煮汤，清热祛湿，健脾开胃。

第六节　小暑

小暑是二十四节气中的第 11 个节气，小暑之后，伏天便接踵而至。此时烈日当空，大地上充斥着热浪，民间有"小暑大暑，上蒸下煮"之说，蟋蟀逃离田野，躲到阴凉处避暑，狗吐舌头，猫变慵懒。人也应避其锋芒，天热时减少外出，避免中暑。我国多地自小暑起，即进入潮湿、高温、多雷雨的时节。

一、节气习俗

在南方，小暑时有"食新"习俗，将新割的稻谷碾成米后，做好饭供祀五谷神和祖先，然后人人吃饭、尝新酒，日尝日新，表达对丰收的祈愿。小暑过后，天气闷热潮湿，人们食欲不振，因此北方有头伏吃饺子的习俗。此外，小暑前后适逢"天贶节"。据史书记载，此节始于宋哲宗元符四年。"贶"即"赐"，此节即天赐之节。宋代皇帝在伏天向臣属赐"冰麨"和"炒面"，故称天贶节。民间还有在小暑晒书画、衣物等习俗，以祛潮、祛湿、防霉防蛀，这种习俗被称为"六月六，晒红绿"。

二、养生之道

小暑与心、脾有关。小暑，是长夏的开端，长夏属土，古人认为"脾主长夏"；"心气通于夏"，夏季应心。小暑雨水较夏至增多，湿气渐盛，暑热夹杂湿气，暑湿即成。人体若感暑湿之邪，会出现胸口憋闷、烦躁、发热等不适感。

小暑时节的最大特点就是"暑"和"湿"，因此，日常调护要"清暑热"与"祛湿"兼顾。

三、自我推拿

1. 旋揉中脘

原理：小暑节气在五脏应脾，湿性重浊，易困阻脾阳，导致消化功能紊乱。揉中脘，具有健脾助运、消食导滞的功效。

具体操作：将右手掌虚扣于中脘，以手掌边缘大鱼际、掌根部、小鱼际、小指尺侧，小指、无名指、中指、示指指腹，以及拇指桡侧为序，进行按压，交替循环施力，以肩带力，腕关节灵活，用力均匀、节奏稳定，形成稳定的画圆揉动，约每分钟 15~30 周，每天早晚 2 次（图 8-6-1）。

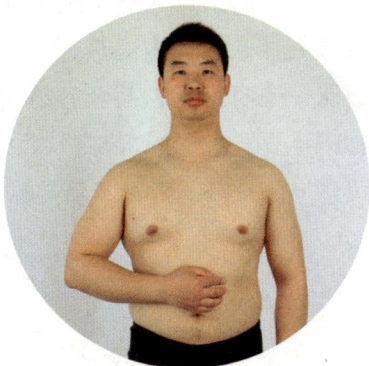

图 8-6-1 旋揉中脘

2. 揉膻中

原理：膻中乃心包经募穴，是任脉及足太阴、足少阴、手太阴、手少阴经之交会穴。膻中在胸部，当前正中线与两乳头连线的交点，平第 4 肋间隙。揉膻中，具有补益上焦、温心肺阳气、健脾和胃等功效。膻中主气，心主血脉。揉膻中，可通过理气、益气的作用来温养心脉。

具体操作：中指指尖伸直，掌指关节微屈，以中指指尖着力，通过腕关节带动做轻柔灵活的环形揉动，每分钟120~160周，每天1次（图8-6-2）。

四、起居休息

中医学对于夏季三个月的养生提出"夜卧早起"的观点，小暑亦应如此。这里的"夜卧"，并不是指熬到凌晨才睡觉。古代人们睡得比较早，

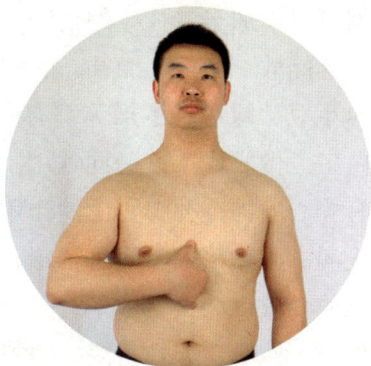

图8-6-2　揉膻中

天黑不久就睡觉。"夜卧"可以比春天的睡觉时间稍晚1~2个小时，大概22~23点入睡即可。"早起"一般是指天刚亮就起床，这个季节的早起应该比春季更早一些，因为天亮得更早了，如果条件允许，可以5点起床。古代日出而作，而现代只要在保持8小时充足睡眠的基础上，都要尽早起床，然后趁着天气尚凉快，适当运动，勤晒被褥，祛湿防潮。

五、活动推荐

中医学对于夏季三个月的养生提出"使志无怒，使华英成秀"，是指使精神无怒，使精神饱满、充盈明秀。日常应保持舒畅的心情，不动怒，心胸宽阔，精神向外，对外界事物要有浓厚的兴趣。这样做能使人与夏气相应，有利于气机的宣泄，从而调养长气。可以在早晨或傍晚做低强度运动，但不可大汗淋漓，应微微汗出，达到排除体内湿气的目的即可。

《遵生八笺》记载小暑六月节坐功："运主少阳三气，时配手太阴脾湿土。"与上述自我推拿方法相配合，具有很好的健脾、行气、祛湿的作用。具体方法：每日1~5时之间（此处按原著时间直译，具体可根据自身作息，在早上7点之前练习），两手于背后撑地，指尖朝后，两臂伸直，左腿向前伸直，足跟着地，右腿折叠使大腿压住小腿，目视左脚尖，并使身体重心向后移，然后向前移。如此两脚交换，动作相同，各做15次。最后上下齿相叩，叩齿36次，漱津几次，待津液满口分3次咽下，意想把津液送至丹田。如此漱津3次，一呼一吸为一息，直至36息而止。

六、饮食调养

夏季湿热证明显者，可用薏苡仁、竹叶等味淡之品通利小便，湿去则热亦清。日常可以适量吃些苦瓜、西瓜、黄瓜、芦笋等，以祛除暑热之气。对于"祛湿"，

则可以增加辛、甘味的食物，如萝卜、洋葱、油菜、姜等。因为辛、甘味的食物具有能散、能行、能补、能和的特点，可以通过其辛散之力祛除湿邪。食物中的赤小豆、绿豆、冬瓜等都有利小便的作用，也可以将莲子、苦瓜、荷叶、芡实、白扁豆做成代茶饮一同饮用。其中莲子，味甘、涩，性平，归心、脾、肾经，具有养心安神、补脾止泻的作用；苦瓜，味苦，性寒，归脾、胃、心经，具有消暑止渴、清热祛火、明目解毒、利尿凉血的功效。二者与茶合饮，共同发挥清心利尿的功效。芡实，性平，味甘，归脾、心、肾经，具有益肾固精补脾的功效；白扁豆，性平，味甘、淡，归脾、胃经，具有健脾化湿、和中消暑的作用。二者相辅相成，共奏补脾化湿、和中消食之功。再辅以荷叶清暑化湿、升发清阳，五种食材共用，从而达到小暑节气养生防病的目的。

第七节　立秋

"立"是开始的意思，"秋"是指庄稼成熟的时期，"立秋"表示暑去凉来，秋天开始了。立秋是由热转凉的交接时期，从这一天开始，秋高气爽，气温逐渐由闷热变得凉爽。阳气渐收，阴气渐长，自然界由"生""长"开始向"收""藏"转变。人体与外界一致，此时也处于阳消阴长的过渡期。但由于立秋常处于三伏天的末尾阶段，此时盛夏余热未消，秋阳肆虐，很多地区天气还是比较热，故有"秋老虎"之称。

一、节气习俗

秋天是收获的季节，我国民间在立秋这天有着"贴秋膘""啃秋"等习俗。

（1）贴秋膘：人到夏天，本就没有什么胃口，饭食清淡简单，两三个月下来，体重大都要减轻一点，因此夏季又称"苦夏"。古时人们对健康的判断，往往只以胖瘦作为标准，瘦了当然需要"补"。等秋风一起，胃口大开时，就要吃点好的，增加营养，补偿夏天的损失，补的办法就是"贴秋膘"，即在立秋时吃各种各样的肉，比如炖肉、烤肉、红烧肉等，"以肉贴膘"。

（2）啃秋：在立秋的诸多习俗中，"啃秋"是颇具仪式感的一项，北方地区流行"立秋啃秋瓜"。有些地方会把"啃秋"叫作"咬秋"，寓意夏日酷暑难耐，时逢立秋，要将其"咬住"。人们认为立秋时吃瓜可以预防冬天和来年春天易出现的腹泻。清代医家张泰在《津门杂记岁时风俗》中记载："立秋之时食瓜，曰咬秋，可免腹泻。"西瓜不仅含水量较高，还有助于清热祛湿，立秋吃西瓜，不仅可以祛除夏日的暑湿，还能预防秋燥。

二、养生之道

立秋节气，阳气渐收，阴气渐长，暑热渐消，万物成熟，此时也是人体阳消阴长的过渡期。进入秋季后，天气渐凉，气候干燥，易伤津液。中医学认为，"秋气通于肺"，秋应肺之气，而肺为娇脏华盖，最易受邪，易被燥邪所伤。秋气最为干燥收敛，且易夹杂风邪，肺受邪则其朝百脉的功能受到影响，阻遏气血流通。因此，立秋常有口干、鼻干、咽干之感，甚至易发咳嗽、皮肤干燥等一系列症状，易患感冒、咳嗽等疾病。

古人云"自古逢秋悲寂寥"，秋内应于肺，肺主悲、忧，秋季萧瑟的气候特点易使人感到忧伤，易生悲忧之情，引发抑郁情绪。所以在进行自我调养时切不可背离自然规律，循其古人之纲要"使志安宁，以缓秋刑，收敛神气，使秋气平，无外其志，使肺气清，此秋气之应，养收之道也"，即做到内心宁静，神志安宁，心情舒畅，切忌悲忧伤感。

三、自我推拿

1. 指揉膻中

原理：立秋后随着气温下降，人体新陈代谢和生理功能也开始减慢，尤其是老年人因生物节律的改变易产生萎靡不振、疲惫不堪、抑郁寡欢等症状，进而引起心血管疾病与肺系疾病。因此，可以通过按揉膻中穴调理胸中气机，使肺气通畅，运行心血。

图 8-7-1　指揉膻中

具体操作：坐位或平卧位均可。将拇指指腹置于膻中穴上，通过腕关节的左右摆动，揉膻中穴，力度适中，按揉1~2分钟，以胸中气机通畅为度（图8-7-1）。

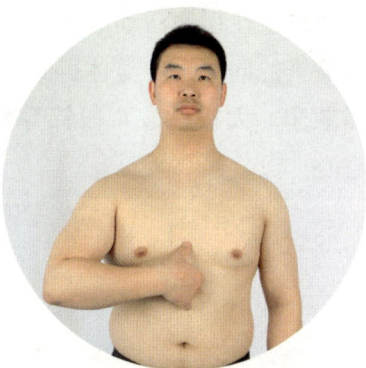

2. 按揉曲池

原理："秋气通于肺"，秋应肺之气，肺为娇脏华盖，最易受邪，立秋易患感冒咳嗽类疾病。曲池是手阳明大肠经的合穴，具有疏风清热、通络止痛的功效。

具体操作：以一手持续按揉对侧曲池穴，持续1~2分钟，以局部酸胀为度（图8-7-2）。

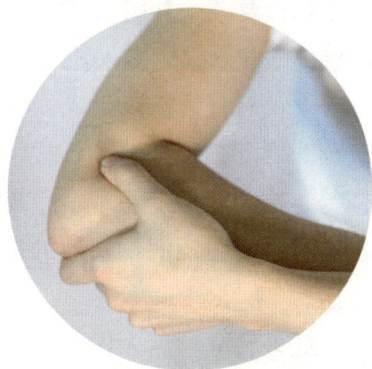

图 8-7-2　按揉曲池

四、起居休息

中医学对于秋季三个月的养生提出了"早卧早起，与鸡俱兴"的大纲，宜早卧以顺应阳气之收敛，早起以使肺气得以舒展。

立秋之后，黑夜逐渐变长，白昼慢慢变短，故睡眠也要比夏季的晚睡提前一些。结合现代生活规律，在22时左右入睡即可。因为在夏秋交替的时节，燥逐渐成为秋天的主气，燥易伤肺，而肺失于滋润，就会引发肺系疾病。秋为肺之时令，22时前入睡也能养护肺脏，使胸中气血运行通畅，从而进一步减少肺系疾病的发生。

五、活动推荐

立秋时节进行健身锻炼，应该避免运动量过大、活动过于剧烈，应减少汗液的发泄，慢慢固护自身的阳气，为即将到来的冬藏作准备。因此，立秋时宜进行秋游，在缓慢活动的同时调畅自身肺、肝的气机，舒缓不良情绪，在享受大自然美景的同时，使身体得到充分放松。除秋游外，亦可以根据自身体质和爱好选择散步、太极拳、八段锦等较为柔缓的运动项目，既可锻炼身体，也可以舒畅身心。

六、饮食调养

立秋时自然界和人体阳气开始收敛，饮食亦应该以收敛为主。《素问·脏气法时论篇》云："肺主秋……肺欲收，急食酸以收之，用酸补之，辛泻之。"可见酸味收敛肺气，辛味发散泻肺，秋天宜收不宜散，所以要尽量少吃过辛之品，适当多食酸味果蔬。常见的辛味食物有生姜、大葱等，而对于麻辣香锅、麻辣火锅等食物也要减少食用。同时，可以适当增加苹果、梨、石榴、芒果、柚子、葡萄、杨桃等酸味水果的摄入。

立秋后气候逐渐干燥，容易损伤人体津液，出现干咳少痰、便秘等情况，为了预防燥邪损害人体，日常可以多服凉润之品，如莲藕、银耳、雪梨、蜂蜜、百合等，肉类可以选择鸭肉、猪肉等。对于平素体虚的人群来说，还可以适当食用一些具有滋阴润燥功效的中药，比如麦冬、沙参、石斛等，以起到保健养生的作用。

此外，立秋后人体阳气开始收敛，所以不能过度进食寒凉之物，以免损伤人体阳气。正如《饮膳正要》云："秋季燥，宜食麻以润其燥，禁寒饮。"

第八节　白露

白露是二十四节气中的第 15 个节气，是秋天的第 3 个节气，表示孟秋时节的结束和仲秋时节的开始，是反映自然界气温变化的节令。白露实际上也表征天气已经转凉。露水是由于气温降低，白天蒸发的水汽到了夜晚在较冷的地面或近地物体上凝结成的水珠。所以，人们会很明显地感到炎热的夏季已过，取而代之的是凉爽的秋天。自然界的阳气在夏至达到顶点，物极必反，阳消阴长，阴气开始慢慢兴起。阴气逐渐加重，清晨的露水随之日益加厚，凝结成一层水滴，经早晨的太阳光照射，看上去更加晶莹剔透、洁白无瑕，所以此时被称为白露。

一、节气习俗

在民间，有祭祀禹王的习俗。禹王就是传说中的治水英雄大禹，最卓著的功绩就是历来被传颂的"大禹治水"。太湖畔的渔民称他为"水路菩萨"，每年正月初八、清明、七月初七和白露都会举行祭祀禹王的香会，其中又以清明、白露春秋两祭的规模最大，各历时一周。这寄托了人们对美好生活的祈盼和向往，也体现出人们心中最纯真的愿望。

白露有"收清露"的习俗，明代医家李时珍的《本草纲目》记载"秋露繁时，以盘收取，煎如饴，令人延年不饥""百草头上秋露，未晞时收取，愈百病，止消渴，令人身轻不饥，肌肉悦泽""百花上露，令人好颜色"。因此，收清露便成为白露时很特别的一种"仪式"。

在民间还有"白露必吃龙眼"以及喝"白露茶"的习俗。白露时节，秋燥伤人，福州人在这个时节喜欢吃龙眼。传说在白露这一天，吃一颗龙眼相当于吃一只鸡一样补，当然这种疗效属于民间传说。龙眼，味甘，性平，有壮阳益气、补益心脾、养血安神、润肤美容等多种功效。久病体虚或老年体衰者，常有气血不足之证，而表现为面色苍白或萎黄、倦怠乏力、心悸气短等，龙眼肉可以补心脾、益气血，对此有较好疗效。茶，是中国人的生活里非常普遍、十分重要且不可缺少的，更是被很多人尊为养生佳品。而白露茶就是白露时节采摘的茶叶，是一种青茶，介于绿茶和红茶之间，茶性温凉。白露节气后随着气温的降低，身体状况也适应性地发生变化，不再适合饮用太多凉性的饮品。所以，像白露茶这种青茶，既不像绿茶那般寒凉，也不像红茶那样性热，正好适合秋季饮用。

二、养生之道

《黄帝内经》提出："秋三月……使志安宁，以缓秋刑，收敛神气，使秋气平，无外其志，使肺气清，此秋气之应，养收之道也。"就是说秋季需要收敛思绪，调整好心情，使之平静下来，如此秋天的肃杀之气不会伤害身体，使肺气保持通畅清爽，放松神志。

俗语有云"白露身不露"，是告诫人们白露一过，阴气上升，阳气下降，衣服虽可以单薄些，适当"秋冻"，但应薄而不露。还有"白露节气勿露身，早晚要叮咛"的说法，因"白露"过后，气候逐渐转凉，特别是一早一晚，更添几分凉感。这时候如果再赤膊露体，就容易受凉，引起腹泻、咳嗽、关节痛等症状。尤其年老体弱者，更要注意随着气温的变化加减衣服，注意腰腹部、关节处的保暖，以防寒邪侵袭。

白露时节气温变化较大，而中医学上秋季对应的是肺，肺主气、司呼吸，肺叶娇嫩，不耐寒热燥湿诸邪之侵，肺又上通鼻窍，外合皮毛，与自然界息息相通，易受外邪侵袭，故有"娇脏"之称，所以白露时节要注意养肺。

三、自我推拿

1. 捺揉列缺

原理：白露到来后，天气逐渐转凉，尤其早晚温差较大，不少人受到秋寒影响诱发伤风感冒、肺燥咳嗽等呼吸系统疾病。列缺位于手太阴肺经，是调理外感病的要穴，有疏风解表、宣肺理气、止咳平喘、通鼻窍的作用，对咳嗽、感冒、哮喘、慢性咽炎、慢性气管炎及慢性支气管炎等肺系疾病有很好的疗效。

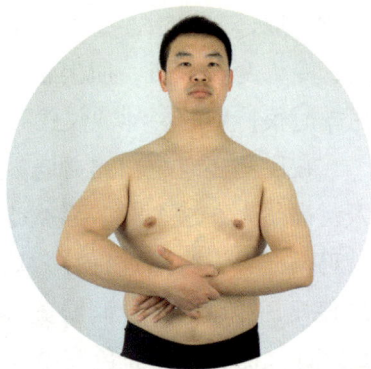

图 8-8-1　捺揉列缺

具体操作：拇指或示指捺揉列缺穴，使局部组织来回移动，效更佳。每日 2 次，每次 2~3 分钟（图 8-8-1）。

2. 按揉中府

原理：中府位于手太阴肺经，有止咳平喘、清泻肺热、宣肺平喘的功效，又与足太阴脾经交会，因此既可以补脾气，又可以润肺化痰、宣肺平喘，对咳嗽咳痰、哮喘有很好的缓解作用。

具体操作：用拇指指腹对中府穴进行回旋按揉，先顺时针再逆时针。每日 2 次，每次 2~3 分钟（图 8-8-2）。

四、起居休息

《黄帝内经》中对于秋季三个月养生提出"早卧早起，与鸡俱兴"，字面上的意思是起床时间比春季稍迟些，以大致与鸡开始活动的时间相同为宜，叫作"与鸡俱兴"。"早睡"可调养人体阳气，"早起"则可使肺气得以舒展。

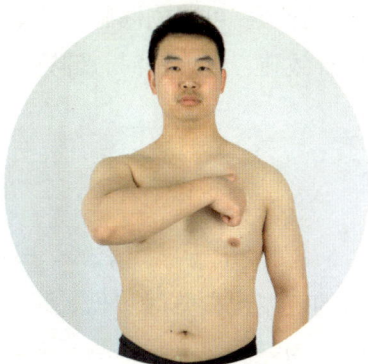

图 8-8-2　按揉中府

夜间睡觉时要撤掉竹席、藤席，穿长袖衣服，应关好门窗、盖好被子，注意保暖，防止风寒之邪侵入人体。此外，宜养成睡前用热水泡脚的习惯，不仅可预防呼吸系统疾病，还能使血管扩张、血流加快，从而缓解下肢酸痛、消除疲劳、帮助睡眠等。

五、活动推荐

白露时节人们可根据自身的身体条件选择散步、长跑、打太极拳等方式进行户外运动。户外锻炼可增强体质，耐寒抗病，补养肺气，保持心情愉悦，消除秋愁。秋季锻炼时，还应该注意保证阴精内蓄，不随阳气外耗。情绪宜安宁清静，收敛神气，动作宜平缓温和，勿汗出淋漓，以周身微热、汗出即止为宜。出汗后忌脱衣裸体、贪风取凉，应及时换衣，避免遭受风寒邪气而发病。秋季远足时，应多带几件秋装，如夹克、春秋衫、薄毛衣等，以备增减。

六、饮食调养

白露时节，秋燥伤人，易耗津液，不仅会致口咽干苦，还常有大便干结、皮肤干裂的现象，这是肺与大肠相表里、肺主皮毛的缘故。饮食上，宜滋阴润肺，以清淡、易消化且富含维生素的食物为主。例如，早晨喝银耳粥、莲米粥、芝麻粥、红枣粥、红薯粥、玉米粥等，既能治秋凉，又能防秋燥。梨、苹果、葡萄、橘、柚、柿子、龙眼等都是秋季适合吃的水果。肉类可以尝试鸭肉、泥鳅、瘦肉等，既能清燥热，又有补肝胃的功效。

白露节气适合饮用由西洋参、枸杞子、菊花、乌梅、桂圆、百合组成的养生茶。其中西洋参，味甘、微苦，性凉，归心、肺、肾经，能益肺阴、清虚火、生津止渴；菊花，味苦、甘，归肺、肝经，具有清肝热、平肝阳的作用；桂圆，甘温滋补，入心、脾两经，功善补益心脾、益气血，且甘甜平和；枸杞子性平，味甘，入肝、肾经，长于滋肾阴、补肝血，为平补肾精肝血之品；百合，甘寒，归心、肺经，可养阴润肺、清心安神；乌梅，味酸，性平，归肝、脾、肺、大肠经，具有敛肺、生津止渴、健胃消食的功效。

第九节　寒露

《月令七十二候集解》曰："寒露，九月节，露气寒冷，将凝结也。"意思是寒露的气温比白露时更低，地面的露水更冷，快要凝结成霜了。吴澄在书中还将寒露分为三候：一候"鸿雁来宾"，二候"雀入大水为蛤"，三候"菊有黄华"。意思是说，此节气时鸿雁排成一字或人字形的队列大举南迁；深秋天寒，雀鸟都不见了，古人看到海边突然出现很多蛤蜊，并且贝壳的条纹及颜色与雀鸟很相似，便以为是雀鸟变成的；菊花已普遍开放。寒露过后，北方冷空气已有一定势力，我国大部分地区在冷高压控制之下，雨季结束。

一、节气习俗

寒露为秋中之秋，天气由凉爽转向寒冷。每个季节都有适合其精神气质的花，寒露到来的农历九月又称菊月，是菊花的月份。和大多数春夏盛开的花不同，菊花是反季节的花，越是霜寒露重，开得越是艳丽。寒露三候中的"菊始黄华"，指的正是菊花在此时普遍开放。每值秋收以后，民间少不了酿制几坛菊花酒。将初开的菊花和少许青翠的枝叶，掺在粮食之中一起用来酿酒，直到次年寒露才开坛饮用。其味清凉甜美，有养肝、明目、健脑、延缓衰老等功效。

此外，重阳节也正值寒露节气之时，重阳节登高也是民间重要的习俗，登高寓意"步步高升""高寿"。且此时节恰逢北方地区枫叶正红之际，因此，爬山赏红叶也慢慢成为了这个时节的民间习俗。

二、养生之道

寒露节气，天气常是昼暖夜凉，晴空万里，我国黄河流域千里沃野上草木开始落黄，呈现出一派深秋景象。自然界阳气渐衰，阴气渐生，人体的阴阳也相应发生变化。"春夏养阳，秋冬养阴"，此时节应"法于阴阳"，养"收"养阴，通过饮食起居等多方面调养，达到"阴平阳秘"的状态，即阴气充足而平和于内，阳气充足而固密于外。

此外，此时天气干燥，人体易受燥邪侵扰，燥易伤津；秋令在五行中属金，在人体五脏中属肺，以收敛为特征。故此时养生首先要润肺养阴，防秋燥，且进补应以平补为原则。

三、自我推拿

1. 按摩鼻部

原理：寒露节气气温骤降，且空气较为干燥，十分容易出现鼻塞、打喷嚏等过敏症状，而按摩鼻周可以促进局部气血流通，促使窦口开放及鼻窦脓液流出，从而发挥改善鼻部气血运行，预防及缓解过敏症状的作用。

具体操作：双手拇指桡侧相互摩擦至有热感后，沿鼻梁、鼻翼两侧上下按摩约 20 次，然后按摩鼻翼外侧的迎香穴约 20 次（图 8-9-1）。

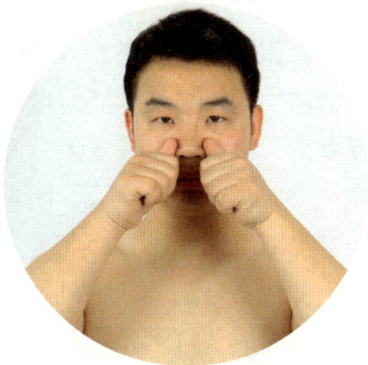

图 8-9-1　按摩鼻部

2. 横擦大椎

寒露时节，气温变冷，是感冒的高发季。很多人在此时节易感受风寒之邪，而出现鼻塞、流涕等症状。如果在未患感冒之时能加以控制和预防，则能起到"卫外而为固"的作用，既可以对初期症状进行治疗，又有预防作用。大椎属督脉，总领一身阳气，为手、足三阳经与督脉之会。督脉为诸阳之海，统摄全身阳气，而太阳主开，少阳主枢，阳明主里。故本穴可清阳明之里，启太阳之开，和解少阳以驱邪外出，而主治全身热病及外感之邪。因此，横擦大椎可以提升阳气，使阳气固卫体表，在此节气中正好可应对气温骤降导致的寒邪侵袭，有预防感冒之功。

具体操作：用四指指腹部沿垂直于脊柱的方向横擦大椎穴 1~2 分钟，以透热为度（图 8-9-2）。

四、起居休息

寒露是二十四节气中最早出现"寒"字的节气，标志着气候将向寒冷过渡。俗话说："吃了寒露饭，单衣汉少见。"寒露过后，昼夜温差加大，人们早晚应添加衣物，特别要注意足部保暖。民

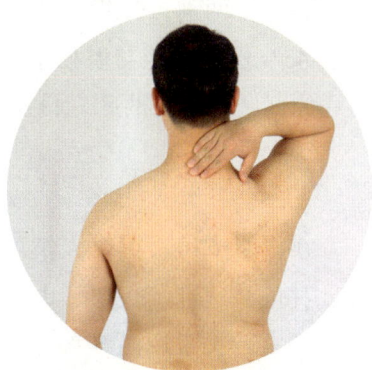

图 8-9-2　横擦大椎

间有"寒露脚不露"的说法，意思是说寒露以后就不要再赤足穿凉鞋了，应注意足部保暖。中医学认为"百病从寒起，寒从脚下生"，因为足部是足三阴经与足三阳经所过之处，如果足部受寒，寒邪就会侵入人体，影响脾、肝、肾、胃、胆、膀胱等脏腑功能。足部保暖除了要注意穿保暖性好的鞋袜外，还应养成睡前用热水泡脚的习惯。用热水泡脚既可预防呼吸道感染性疾病，还能使血管扩张、血流加快，改善足部皮肤和组织营养状况，减少下肢酸痛的发生，缓解或消除疲劳。

五、活动推荐

寒露时可选择登山、慢跑、散步、打球等运动，但每天运动时间不宜太早。原因有二：一是天刚亮时城市空气不佳；二是晨起气温偏低，身体偏弱者容易感受寒邪。故人们宜在太阳升起后外出运动，运动时避免汗出太多，否则会伤阴损阳。如果遇到起风变天、阴雨天气，可在室内运动，不可盲目冒寒涉水运动，以免感受寒湿而感冒。

除以上运动外，也可做"托掌观天式"以养生，据明代专著《万寿仙书》记载，这个时节自然界"肃杀"之势更甚，适合"托掌观天式"。"托掌观天"，即两掌向上托举，同时抬头、目视苍穹，可以导引体内气血上达于人身之"天"，进而化为"甘露"，润泽身心，与天地之气相符。寒露时节，经常习练此导引术，可以振奋人体的阳气，更好地适应气候的变化。具体做法：采用盘坐式，两手自然覆按于两膝，正身端坐，呼吸均匀，思想安静，全身放松；两手在胸前合掌，目视两手中指指尖，略停；将两手中指、示指及无名指、拇指及小指依次向两侧打开，掌心虚空，掌根相接，掌指放松，犹如莲花绽放一般；掌根分开，两掌分别向左右上方托举，两臂慢慢伸展，随之头颈后仰，目视上方，略停；两掌在头顶上方合掌，同时下颏内收、百会上顶，头颈还原，目视前方；屈肘收臂，两掌慢慢回落至胸前；两掌再分指、托举，合掌、收回，重复练习3次；两掌分开，两臂向左右45°侧伸，至与肩相平，掌心向下，目视前方；沉肩坠肘，松腕、舒指，下落还原，两手覆按两膝，目视前下方，呼吸自然，全身放松。

六、饮食调养

寒露时节可根据个人情况，适当吃些滋阴润燥的食物，如萝卜、梨、藕、银耳、甘蔗、芝麻、板栗、山药、柿子、核桃、杏仁、蜂蜜等。秋季药补需选择温润平补之药，常用西洋参、沙参、芡实、玉竹、天冬、麦冬、百合、莲子等。同时，应少食辛味食物，如葱、姜、蒜、辣椒等；少吃生冷食物，预防肠胃炎。

第十节　立冬

立冬是二十四节气中的第 19 个节气，表示自此正式进入冬天，阳气潜藏，阴气盛极，草木凋零，蛰虫伏藏，万物活动趋向休止，进入休养、收藏的状态，为春天生机勃发做准备。

一、节气习俗

在民间，有"立冬补冬，补嘴空"的习俗，立冬时节人们喜爱吃鸡鸭鱼肉，有的还会和中药一起煮，起到药补的功效。在北方，立冬是吃饺子的日子，因水饺外形似耳朵，而肾开窍于耳，人们认为吃了它，耳朵就不会受冻，深层含义可理解为补肾以抵御凛冬严寒。同时，饺子的名称来源于"交子之时"的说法，大年三十是新年与旧年之交，立冬是秋冬季节之交，故"交"子之时的饺子不能不吃。立冬之时的饺子多用南瓜做饺子馅，因南瓜多生长于夏季，味甘，性温，能够益脾胃，而脾胃强健是"补冬"的基础。立冬时已少有南瓜，此时的南瓜是夏天时贮存在屋里或窗台上的南瓜，经过长时间糖化后，到了冬天再做成饺子馅，体现了养藏的食俗特点。

"立冬不扫疥，一冬难行走"，指立冬这一天，人们会准备一些香草、菊花、金银花煮水后沐浴。金银花具有清热解毒的作用，可以祛除风湿以及恶疮，而菊花也有散风清热解毒的作用。通过沐浴把身上的风湿之气排出体外，意思就是把身体内外都打扫干净，以求防病治病，健康过冬。

二、养生之道

冬季以寒湿为主气，五脏之肾应冬气，寒湿为阴邪，首先伤阳气，如果在立冬时风湿之气没有排出，天冷之后就容易腿疼。比如，一些老年人在即将下雨之前，空气湿度较大时，就会出现腿疼，这就是关节风湿蕴结导致的。所以立冬时要把体内的风湿之邪祛除，为补肾养精做好准备。立冬与肾密切相关，养肾、养藏、防寒很关键。

三、自我推拿

1. 掌揉关元

原理：关元位于肚脐之下，又称为下丹田，具有补肾壮阳、温通经络、强壮

身体的作用。冬应肾，冬季寒邪易侵袭肾，因此
立冬宜补肾，关元是封藏一身真元之处，掌揉关
元可以补肾壮阳，使肾气活跃，补充肾气。

具体操作：两手重叠，按于关元，适度用力，
同时保持呼吸自然，以关元为中心，沿顺时针揉
10分钟，每天早晚各1次（图8-10-1）。

2. 掌擦肾俞

原理：肾俞是膀胱经穴位，是肾气直接注入
背部的腧穴，具有调理肾气的作用。肾主人体水
液，喜暖怕寒，而立冬后天气逐渐变得寒冷，更
宜养肾养藏。掌擦肾俞穴可以促进腰部气血循环，
起到强身健体的效果。肾俞位于腰部，与肚脐同
一水平线的脊椎两侧，距脊柱两指宽处。

具体操作：操作时两手掌对搓至手心发热，
将两手掌分别按在后背腰部肾俞，上下擦动50~60
次，持续约10分钟，左右两侧同时或交替进行，
腰部会有微微发热的感觉（图8-10-2）。

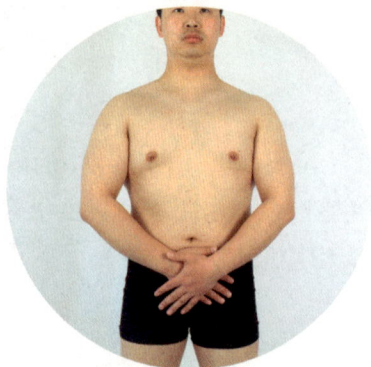

图 8-10-1　掌揉关元

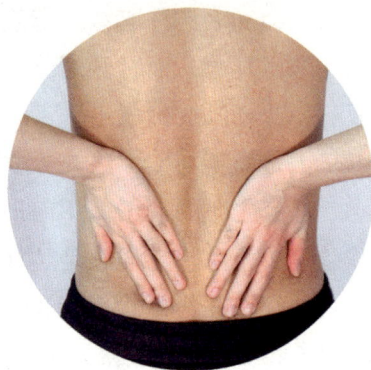

图 8-10-2　掌擦肾俞

四、起居休息

冬季是一年四季中阳气在外运行时间最短的季节，此时阴寒最盛，太阳升起
时间推迟，落下时间提前，黑夜最长。中医学对于冬季三个月的起居养生，提出
"早卧晚起，必待日光"，表明冬季要早睡晚起，以顺应冬季白天缩短、夜晚延长
的自然界变化规律，适当延长睡眠时间，目的就是保养机体的阳气。睡眠是人体
阴阳交替的重要环节，阳入于阴则寐，早睡可使人体阳气更好地潜藏，适度晚起
能够固护阴精。同时，夜卧早起也体现了冬季养生去寒就温的原则，早睡可以避
免身体过多接触夜晚的阴寒之气，而等到太阳出现后的晚起，也可以尽量避免扰
动潜藏在体内的阳气。

五、活动推荐

中医学提出"无泄皮肤，使气亟夺"，意思就是说在冬季不要使皮肤毛孔过度
开泄而汗出过多，因为出汗使阳气随汗液外泄，违背了冬季养生"藏养"阳气的
原则。因此，在运动方式上适宜选择太极拳、保健操、慢跑等动作舒展轻缓的运

动，使身体发热或微微汗出，以免过度耗散阳气，同时又能够增强体质、愉悦身心，使身体与心志得到养护。

六、饮食调养

立冬之时饮食要适当温补，但要少食燥热食物，饮食要清淡，可多食山药、红薯、马铃薯、栗子、核桃等益肾食物，以及大枣、芝麻、干姜、红糖等温养脾胃的食物，强健脾胃以防"虚不受补"。

第十一节　大雪

大雪是二十四节气中的第 21 个节气，在每年的 12 月 7 日前后，《月令七十二候集解》记载："大雪，十一月节。大者，盛也。至此而雪盛矣。"大雪与小雪、雨水、谷雨一样，是反映气温与降水变化趋势的节气，也是古代农耕文化的体现。此时天气较以前更冷，我国大部分地区的最低温度都降到了 0℃或以下，降雪的次数和降水量也将增多。

大雪节气对人体也会产生明显影响，血压、肠胃功能等方面都因为天气寒冷而有所变化，因此增强免疫功能以及预防中风、心脏病、消化道疾病等就变得十分必要。每逢大雪节气，人们便开始准备进补，俗话说"冬天进补，来年打虎"，北方"大雪宰羊"，南方"大雪腌肉"。大雪节气正是"进补"的好时机，适当吃羊肉、桂圆、大枣等食物，对于素体虚寒、阳气不足者尤宜。

一、节气习俗

腌肉、打雪仗、赏雪景都是大雪节气的民俗。在民间有句俗话，叫作"小雪腌菜，大雪腌肉"。大雪节气一到，家家户户忙着腌制"咸货"。将大盐加八角、桂皮、花椒、白糖等入锅炒熟成花椒盐，待炒过的花椒盐凉透后，涂抹在鱼、肉和光禽内外，反复揉搓，直到肉色由鲜转暗，表面有液体渗出时，再把肉连剩下的盐放进缸内，用石头压住，放在阴凉背光的地方；半个月后取出，将腌出的卤汁入锅加水烧开，撇去浮沫，放入晾干的禽畜肉，一层层码在缸内，倒入盐卤，再压上大石头；十日后取出，挂在朝阳的屋檐下晾晒干，以迎接新年。这种腌肉习俗的形成，一方面是由于古代冬季食物较少，需要进行储备；另一方面也体现了冬季需"进补"的养生之道。如果此时恰逢天降大雪，人们也热衷于在冰天雪地里打雪仗、赏雪景，其乐融融。

二、养生之道

根据中医学五行理论对应原则，冬季属肾，为补肾的最佳季节。中医学把不同颜色的食物和药物分别归属于人体五脏，其中黑色入肾，如黑米、黑芝麻、黑豆、黑木耳，以及枸杞、桑椹等食物都是养肾的佳品。大雪是进补的时节，此时进补以温补为原则，但是进补应适度，不可补之太过，要依据个人阴阳虚衰体质不同，合理进补。

三、自我推拿

1. 旋揉神阙

原理：入冬之后，大自然阳气渐衰、阴气渐盛，人体也遵循着这个规律，人体阳气在大雪时常常不足，且容易耗损，因此要固护一身之阳。神阙为任脉腧穴，有培元固本、回阳救脱、和胃理肠的功效，为生命之根，是先天神气聚集的地方，为回阳固脱的要穴，以手法作用于神阙，可以促进阳气在全身流通，增强脏腑间联系。

具体操作：右手劳宫虚悬，以神阙为圆心，持续旋揉1分钟，以腹部出现温热感并且手下有气攻冲感，其补益元阳效果更佳（图8-11-1）。

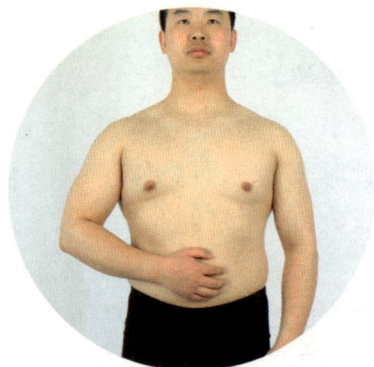

图 8-11-1　旋揉神阙

2. 按揉太溪

原理：肾为先天之本，内藏先天之精，既关乎寿命，又关乎健康，故肾不可不养。按五行之理，冬天水旺，入通于肾，故冬天由肾主时，此时亦是养肾的理想时节。冬天阳气敛藏于肾水之中，养肾即是养阳气之敛藏，使之不妄动、妄耗。太溪是肾经的原穴。太，大也；溪，溪流也。太溪，意指肾经水液在此形成较大的溪水。然谷穴传来的冷降之水至本穴后，形成了较为宽大的浅溪，故名太溪。此穴具有补肾气、益肾阴、健脑

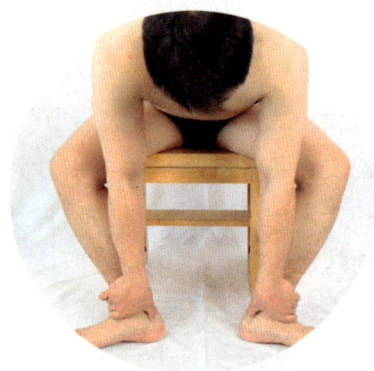

图 8-11-2　按揉太溪

髓的作用，可补先天之本。在寒冷的冬季，手足怕冷或发凉的人，在平时工作之余或睡前按揉太溪，反复刺激，肢体会感觉慢慢暖和。

具体操作：双手拇指放在双侧太溪按揉，稍微用力，以感到酸胀为度，持续画圈按揉 1 分钟左右，按揉结束后足底会明显发热（图 8-11-2）。

四、起居休息

进入大雪节气后，我国大部分地区开始出现大幅度降温、降雪，自然界阴盛阳衰，寒气袭人，极易损伤人体的阳气，所以大雪养生应从敛阴护阳出发。应"去寒就温"，预防寒冷侵袭，随着温度的变化适时增加衣物，以保暖护阳气。但不可暴暖，尤忌厚衣重裘、向火醉酒、烘烤腹背、暴暖大汗。宜早睡晚起，早睡可以养足阳气，晚起可以养护阴气。大雪时节万物潜藏，养生也要顺应自然规律，在"藏"字上下功夫，适时调整穿衣、起居，在精神调养方面应顺应冬季收藏之性，静心养神，避免外界干扰和过度思虑，让自身处于淡泊宁静的状态，保持畅达乐观的心情。冬季室内空气的污染程度比室外要严重得多，应注意经常打开门窗通风换气，以清洁居所、预防疾病。

五、活动推荐

即使大雪时节天气寒冷，也要适当进行体育锻炼，以增强抵抗力。此时不宜进行高强度的锻炼，避免耗伤阳气，可选择慢跑、跳舞、健步走、打太极拳、练八段锦等动静结合的方式。运动前应充分热身，避免大汗而致阳气外泄。室外锻炼应待日出后进行，避开大风、雨雪、雾霾等天气。老年人锻炼尤其要注意保护关节，防止跌倒，多去户外晒太阳，使心情愉悦。

六、饮食调养

"冬天进补，来年打虎"，大雪正是"进补"的好时机，进补时应顺应自然，注意养阳，以滋补为主。

滋补的方法主要有两种：一是食补，二是药补。由于冬季寒冷，人体为了保存一定的热量，必须增加体内碳水化合物、脂肪和蛋白质的分解，适当吃些羊肉、狗肉、鸡肉、虾仁、桂圆、大枣、红薯、莲藕等食物，这些食物富含蛋白质和脂肪，产热量多，对于素体虚寒、阳气不足者尤宜。一些身体虚弱的人在食补的同时，也可以用补肾延年的药物进补，宜选择的中药有紫河车、蛤蚧、杜仲、人参、黄芪、阿胶、冬虫夏草、枸杞子等，可和肉类一起做成药膳食用，也可将以上中药加入膏剂做成膏方。此外，要多吃新鲜果蔬，从营养学的角度看，果蔬富含多种维生素和矿物质，以及具有抗氧化作用的植物化学物质，有益于延缓衰老、预防癌症、维护身体健康。

第十二节　小寒

小寒是二十四节气中的第 23 个节气，民间有句谚语"大寒小寒，冷成冰团"。随着小寒节气的到来，天气也越来越寒冷，此时养生要以御寒保暖为主。冬季主肾，肾阳是人体阳气之本，寒邪易伤阳，生活起居宜早睡晚起，劳逸结合。小寒是冬三月最具代表性的节气，故小寒节气养生的原则也要遵循冬季养生的指导思想。

一、节气习俗

"小寒"是腊月的节气。由于古人会在十二月举行合祀众神的腊祭，因此把腊祭所在的十二月叫腊月。腊的本义是"接"，取新旧交接之意。腊祭为我国古代祭祀习俗之一，远在先秦时期就已形成。"腊祭"的含义有三：一是表示不忘记自己及家族的本源，表达对祖先的崇敬与怀念；二是祭百神，感谢他们一年来为农业所作出的贡献；三是人们终岁劳苦，此时农事已息，借此游乐一番。自周代以后，"腊祭"之俗历代沿袭，从天子、诸侯到平民百姓，人人都不例外。

除腊祭之外，在北方还有冰戏的习俗。北方河面结冰厚实，冰上行走皆用爬犁。爬犁或由马拉，或由狗牵，或由乘坐的人手持木杆如撑船般划动，推动前行。冰面尤为厚的地区，大多设有冰床，供行人玩耍，也有人穿冰鞋在冰面竞走，古代称为冰戏。

二、养生之道

冬日万物敛藏，此时养生应顺应自然界敛藏之势，收藏阴精，使精气内聚，以润五脏。小寒为一年进入寒冷季节的标志，寒为阴邪，易伤人体之阳气，寒主收引凝滞，因此在众多的养生原则之中，小寒时需要以抵御寒邪、固护阳气为主。而小寒正好处于"三九"之中，民间也有"三九补一冬，来年无病痛"之说，足以见得冬日养生进补的重要性。在此时令之际，民间有多食血肉之品的习惯，这也是食疗温补的体现。

三、自我推拿

1. 按揉大椎、擦大椎

原理：小寒作为一年进入寒冷季节的标志，要保证人体阳气充足。大椎位于督脉，是督脉与手、足三阳经的汇聚之地，具有"通督调神，健脑益髓""宣通阳气，补虚培元"之功。按揉大椎，有补益阳气、平衡阴气之效。

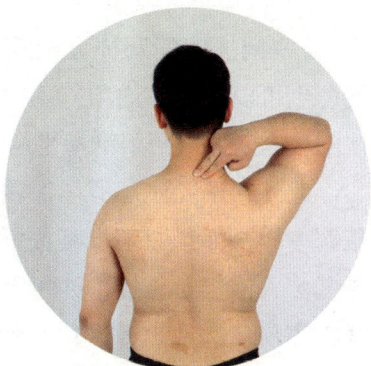

图 8-12-1　按揉大椎、擦大椎

具体操作：为了更好地发力，达到刺激力度，可将一手的示指和中指叠加，叠加后于大椎按揉2~3分钟，每天早晚各1次，频率在每分钟40~60周即可，感觉穴位微微酸痛最佳。继而将手搓热，擦大椎穴，以皮肤透热为度（图8-12-1）。

2. 擦督脉及膀胱经腰背部循行区域

原理：随着小寒的到来，天气越来越寒冷，此时养生要以御寒保暖为主。冬季主肾，肾阳是人体阳气之本，寒邪易伤阳。而督脉作为"阳脉之海"，具有推动、温煦、固摄作用。而膀胱经背部循行区域多为背俞穴的所在，是诸脏腑精气汇聚之处，因此擦腰背部膀胱经，可温煦全身脏腑气血，强壮腰脊，固精益肾，激发人体阳气。

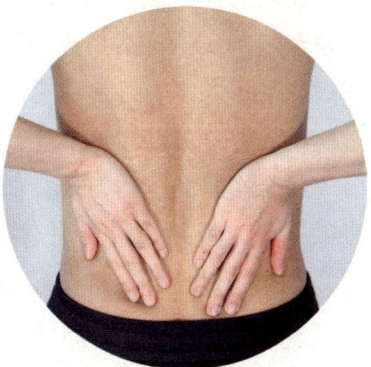

图 8-12-2　擦督脉及膀胱经腰背部循行区域

具体操作：将双手搓热后放在腰背上，自上向下擦摩，使皮肤微微发热，如自己操作不便亦可找家人帮助（图8-12-2）。

3. 擦涌泉

原理：涌泉是足少阴肾经的常用腧穴之一，位于足底部，蜷足时足前部凹陷处。涌，外涌而出也；泉，泉水也。涌泉，意指体内肾经的经水由此外涌而出体表。擦涌泉可起到补肾安神的作用，改善疲乏无力、神经衰弱等症。

具体操作：将双手搓热后放在涌泉穴上，反复擦摩，以足底温热为宜（图8-12-3）。

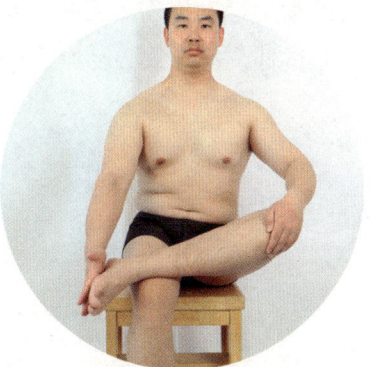

图 8-12-3　擦涌泉

四、起居休息

《素问·四气调神大论篇》曰："早卧晚起，必待日光。"早睡可以养人体阳气，更可以保证体内阳气不被搅扰，从而达到闭藏的目的。同时，晚起可以养人体阴气，使体内阴阳维持平衡。因此，在小寒节气一定要早睡晚起。

此外，还要注意身体保暖，尤其是头部。"头是诸阳之会"，头部就像暖瓶的瓶塞一样，如果瓶塞没有按紧，暖瓶内的热气就会慢慢消散，水的温度也会逐渐降低。人体也是一样，如果天气寒冷，头部没有做好相应的保暖工作，体内的阳气很容易从头部走散，达不到阳气闭藏的目的。因此，在小寒节气，如不重视头部保暖，风寒之邪很容易上袭头部，引发感冒、头痛、鼻炎等，严重的甚至会引发脑血管疾病。因此，小寒节气时选戴一顶合适的帽子是很必要的。

五、活动推荐

民间有谚语说："冬天动一动，少闹一场病；冬天懒一懒，多喝药一碗。"在小寒节气确实应该适量进行运动。虽然要注重养藏，但是也不是绝对地把所有阳气藏起来，人体的正常功能还需要阳气温煦和推动。中医学认为"动则生阳"，通过运动的方式可以调养阳气，以发挥人体的正常功能。

适合小寒的运动方式有很多，可以根据自身情况选择太极拳、五禽戏、慢跑、踢毽子等。但是一定要注意控制运动程度，身体微微汗出即可，切忌大汗淋漓。因为如果运动剧烈，汗出较多，毛孔张开，则有可能出现寒邪入里的情况，也会使"气随汗出"。若气虚，则有损其固摄作用，使阳气外泄，消耗阳气。

同时还需要注意，运动前一定要做好充分的准备活动。此时气温很低，体表的血管遇冷收缩，血流变缓，肌肉粘滞性增加，韧带的弹性和关节的灵活性降低，极易发生运动损伤。另外，锻炼时间最好安排在下午温度较高的时候，冬季晨起气温过低，易导致心脑血管疾病发生，而午后气温升高，正适合外出运动。

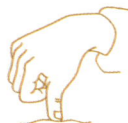

第九章
功法锻炼

脏腑是人体生命活动的核心，人体脏腑功能正常，则精气神饱满。脏腑协调是通过相互依赖、相互制约、生克制化的关系来实现的。通过功法的练习，可增强脏腑功能，又可调整脏腑间的失调，纠正脏腑不和。下面以易筋经和八段锦两种典型的能够调节脏腑功能的功法为例进行说明。

需要注意，练功前要换宽松衣服，穿练功鞋或软底布鞋，充分活动肢体，集中注意力；练功中，动作尽量舒展缓慢，用力适度，精神内守。初练者以自然呼吸为宜，练习到一定程度后，动作可逐渐与呼吸配合。练功后，注意保暖，不可当风，并做肢体放松运动。一般每天一次，每次练至微汗出为宜。此外，对于马步、弓步等屈膝动作，有患膝关节疾病者应慎重练习。

第一节　易筋经

易筋经是从我国古代流传至今的一种功法，易筋经的"易"有改变的意思，"筋"指筋脉、肌肉、筋骨，"经"指方法。易筋经早锻炼以"抻筋拔骨""协调平衡"为主，后期可达到"以形导气"，调节气机之用。

易筋经

起势

两脚侧开半步，平行站立，目光内含，神不外驰。

第一式　韦陀献杵第一势

两臂向前抬起，合掌于胸前，目视前下方。
【功用】安神定志。适用于失眠、情志不畅等疾病。

第二式　韦陀献杵第二势

第一步：抬肘，双臂向前平伸，水平外展，坐腕立掌，怒目。
第二步：松腕，调肘，双臂水平内收。

【功用】宽胸理气，平衡阴阳。可调节心肺功能。

第三式　韦陀献杵第三势

第一步：翻掌上撑，两臂伸直，提踵。

第二步：双手握拳，两臂下落至与肩同高，足跟下落。

【功用】使气血上行。改善血虚导致的头晕、头痛等症。

第四式　摘星换斗势

第一步：两臂侧举，与肩同高，掌心向下。身体左转，同时微屈膝，右手经体前下摆至左胯外侧，同时左手收至腰后，目视右手。

第二步：两膝伸直，身体转正，以腰带动右手经体前上摆至头顶右上方，左手不动，目视右手。

第三步：两臂侧举，掌心向下，对侧动作相同，方向相反。

第四步：两臂落于身旁。

【功用】调畅肝胆、调理脾胃。改善消化系统疾病及痛经等。

第五式　倒拽九牛尾势

第一步：左脚向左后方后撤一大步，成右弓步，左手向左后方抬起至最大幅度，右手向右前方上举至水平，两手握拳，目视右前方。

第二步：两臂同时屈曲，左手置于背后，右手置于胸前，同时重心后移，含胸收腹，目视右后方。重心前移，两臂伸展。如此反复3遍。

第三步：两臂回落至身体两侧，左脚收回成开步。

第四步：对侧同第一至第三步，动作相同，方向相反。

【功用】调达肝气，补益肝肾。改善肝郁导致的失眠、焦虑等症状。

第六式　出爪亮翅势

第一步：两臂前伸至水平，掌心向下。

第二步：屈肘回收，肘尖向下，指尖相对。于胸前立掌，掌心相对。

第三步：展肩扩胸，掌心向前。

第四步：两手向前推，十指用力分开，怒目。

第五步：两手放松，重复第一至第四步3次。

第六步：两手放松，同第二步。

【功用】调畅三焦气机，刺激膏肓穴。可调节心肺功能。

第七式　九鬼拔马刀势

第一步：身体右转，两手旋腕，左手在上，右手在下，掌心相对，目视右下方。左手经体前向左后方摆动，收于腰背部。右手经右腋下，由右向左抡臂抱头，中指置于左耳。身体保持中立位，目视左下方。

第二步：头右转，中指移至耳郭，展臂扩胸，目视右肘方向。

第三步：微屈膝，收腹，上体向左下蜷曲，头向左转，两肘相合，目视左后方。

第四步：重复第二至第三步3次。缓慢回正，两臂侧开，掌心向下。

第五步：对侧同第一至四步，动作相同，方向相反。

【功用】活动全身关节，畅通督脉。有颈肩疾患者可加以锻炼。

第八式　三盘落地势

第一步：左脚开立，略宽于肩，目视前方。

第二步：两臂侧起，与肩同高，掌心向上。

第三步：翻掌下按，屈膝下蹲。

第四步：翻掌上托，身体站直。

第五步：反复第三至第四步3次，幅度逐次增加。

第六步：左脚收回至与肩同宽。

【功用】调畅气机升降。防治心悸失眠、头昏乏力等症。

第九式　青龙探爪势

第一步：两手握拳，拇指在内，收于腰间，拳心向上。身体站直。

第二步：右拳变掌，侧起与肩平，掌心向上，目视右手。

第三步：右臂屈肘，右掌呈"龙爪"状，经面前向左侧伸展，带动身体左转，至最大限度。

第四步：右手变掌，掌心向下，屈肘回收至左肩前。

第五步：右掌沿身体左侧下按，同时俯身至最大限度。

第六步：右掌于身前向右，按于身体右侧，同时带动身体转向前方。

第七步：右掌转掌向上，握拳，拇指在内，起身，收拳于腰间。

第八步：对侧同第二至第七步，动作相同，方向相反。

【功用】松解带脉，壮腰蓄劲。防治腰肌劳损、乏力以及月经病等。

注意：严重的肺源性心脏病患者慎练。

第十式　卧虎扑食势

第一步：双手握拳于腰间，扣右脚，左脚呈丁步，身体左转。

第二步：两拳起于胸前，变"虎爪"向前扑出，同时左脚前踏，呈左弓步。

第三步：由腰带动身体及手臂呈波浪状，形似"卧虎扑食"。

第四步：俯身，十指按于左脚两侧，重心下移，抬头挺胸。

第五步：起身，双手握拳收于腰间，扣左脚，收右脚呈丁步，身体右转。

第六步：对侧动作同第二至第四步，动作相同，方向相反。

第七步：起身，扣右脚，收左脚至与肩同宽，转身向前。

【功用】伸筋健骨，舒筋通络。对颈腰椎等脊柱疾病等有防治作用。

注意：有严重脊柱关节病变者慎练。

第十一式　打躬势

第一步：两臂侧举，两手扣于两耳上，指尖向后。

第二步：食中两指交叉，叩指，击打脑后 3 次。

第三步：身体前屈、伸展 3 次，幅度依次加大至最大限度。

第四步：身体站直，双掌前伸。

【功用】醒脑明目，益聪固肾。对头晕耳鸣、记忆力减退、腰膝酸软、失眠乏力等病症有较好的效果。

注意：高血压、肺气肿及腰椎间盘突出症等患者慎练。

第十二式　掉尾势

第一步：两手交叉，掌心向内，回收至胸前，翻掌外撑。

第二步：屈肘，两臂回收下按，俯身至最大限度。

第三步：抬头，头和臀同时向左侧屈，首尾相对，稍停留，回正。

第四步：抬头，头和臀同时向右侧屈，首尾相对，稍停留，回正。

第五步：反复第三至第四步 3 次，两手打开，起身。

【功用】强健筋骨，滑利关节。能防治颈肩腰腿等关节疾患。

注意：患有腰椎疾患者应注意动作幅度，谨慎练习。

收势

两臂侧起，上抱下引3次。左脚收回，两臂自然下垂。

第二节　八段锦

八段锦是我国经典传统保健功法之一，由八段如锦缎般优美、柔顺的动作组成，是内练"精、气、神"的保健养生功，不但是防治疾病的常练功法，而且也是强身健体、提高体力的常练功法之一。

八段锦

起势

左脚开立，与肩同宽。两手合抱于腹前，掌心向上，指间相对，微屈膝。

第一式　两手托天理三焦

第一步：两手交叉，上托，同时身体站直，于胸前翻掌上撑。

第二步：两臂放松，于体侧下落。两手合于腹前，同时屈膝下蹲。

第三步：重复第一至第二步6次。

【功用】调畅三焦气机。可用于清阳不升之头晕等症。

第二式　左右开弓似射雕

第一步：左脚侧开，略宽于肩，于胸前搭腕，左手在外。

第二步：左手变"八字掌"，向左侧外撑；右手变"拉弓手"，收于右肩前，掌心向内。两手相对用力，同时屈膝下蹲呈马步。

第三步：双手变掌，掌心向下，右手经面前向右划弧，两臂下落，同时重心右移，收左脚呈并步，微屈膝，两手合抱于腹前。

第四步：对侧动作同第一至第三步，动作相同，方向相反。双侧交替进行，每侧重复3次。

【功用】疏理肝气，调畅胸中气机。可用于颈肩疾患以及胸闷不畅之证。

第三式　调理脾胃须单举

第一步：左手翻掌上撑，右手下按于身侧，同时身体站直。

第二步：左手下落，两手合抱于腹前，微屈膝。

第三步：对侧同第一至第二步，动作相同，方向相反。双侧交替进行，每侧重复3次。

【功用】脾胃一升一降，调节脾胃功能。可用于消化系统疾病。

第四式　五劳七伤向后瞧

第一步：两手于腹前按掌，掌心向下，指尖向前。

第二步：两臂向体侧打开，掌心向后，与髋同高，身体站直。

第三步：旋臂，掌心向外，头向左旋，目视左后方。

第四步：两臂回收。对侧同第一至第四步，动作相同，方向相反。双侧交替进行，每侧重复3次。

【功用】通调一身经脉气血。可改善头晕、乏力等不适。

注意：严重眩晕者慎练。

第五式　摇头摆尾去心火

第一步：右脚侧开，略宽于肩。双手经身前上托。双手打开经两侧下按于大腿上，同时屈膝下蹲，呈马步。

第二步：身体右倾，自右向左、向后旋转，继而回正。摇头摆尾，目随身动。

第三步：对侧同第三步，动作相同，方向相反。双侧交替进行，每侧重复3次。

第四步：收右腿，与肩同宽。两手侧起，上托，下按于腹前。

【功用】交通心肾，清心除烦。可用于心经有热诸症，如心烦、便秘、失眠等。

注意：本动作幅度较大，有颈、腰、膝关节疾患者慎练。

第六式　两手攀足固肾腰

第一步：两手于腹前按掌，指间向前。

第二步：两手向上抬起至两臂向上伸直，掌心向前，同时带动身体站直。

第三步：两臂于体前下按，于胸前向后反穿。

第四步：两手沿背部向下摩运至臀，俯身，两手继续沿腿后侧摩运，至最大幅度。两手按于体前。

第五步：两手前伸，上引，腰部伸直，而后带动身体站直。

第六步：重复第三至第六步6次。

第七步：两手下按于腹前，微屈膝。

【功用】拉伸督脉及膀胱经，调补肝肾。适用于有腰背疾患及泌尿、生殖系统疾患的患者。

第七式　攒拳怒目增气力

第一步：左脚侧开，略宽于肩，屈膝下蹲，呈马步，同时两手握拳，拇指在内，收于腰间。

第二步：出左拳，拳心向右，同时怒目瞪睛。

第三步：左拳变掌，旋腕，翻掌，握拳，收于腰间。

第四步：对侧动作同第二至第四步，动作相同，方向相反。双侧交替进行，每侧重复 3 次。

第五步：收左腿，并步，两臂放松，置于体侧。

【功用】疏肝理气，强健筋骨。适用于气血郁滞之证，如抑郁、失眠、痛经等。

第八式　背后七颠百病消

提踵，颠足，反复 7 次。

【功用】振荡一身气血，阳气充盈周身。适用于各种疾患。

收势

两掌合于腹前，周身安详，体态放松，呼吸均匀，气沉丹田。